Anna Krause

Homeoffice Kochbuch
1. Auflage
ISBN 979-8-5483-4866-1
Kontakt: Christian Giesen
Ulhausgasse 15
52379 Langerwehe
Covergestaltung: Christian Giesen
Coverfoto: Christian Giesen

Homeoffice Kochbuch

gesunde Ernährung für Berufstätige, Gerichte günstig und schnell zubereiten + vegane Rezepte

INHALT

Der Einstieg

Für viele von uns wurde das Homeoffice 2020/2021 der neue Arbeitsplatz. Wer vorher das regelmäßige Arbeiten von Zuhause nicht gewohnt war, hatte nun mit mehreren Problemen und Herausforderungen zu kämpfen. Zum einen ist es eine Disziplinfrage und zum anderen eine gesundheitliche Frage in Bezug auf Bewegung und Ernährung, denn diese ändert sich zwangsläufig. Das morgentliche Herrichten ist mindestens genau so wichtig wie Bewegung in der Mittagspause. Aber vor allem muss man darauf achten, was man zu sich nimmt, denn der Kühlschrank ist schnell erreicht. Wer sich in einer länger andauernden Phase von Homeoffice in die Arbeit vergräbt, hat unter Umständen gefühlt weniger Zeit, obwohl der Arbeitsweg eingespart wird, daher ist es wichtig sich einen eigenen neuen Tagesablaufplan zu erstellen. Hierzu gehört auch das Einkaufen und Kochen. Es macht wenig Sinn jeden Tag Fastfood zu essen aber jeden Tag frisch zu kochen ebenso wenig. Ein wöchtenlicher Einkauf gepaart mit Gerichten, die für mehrere Tage gedacht sind und nur noch aufgewärmt werden müssen, ermöglicht dir effizient, günstig aber auch mittags schnell und frisch zu essen ohne dabei viel Zeit zu verlieren. Wenn du dich mit den Gerichten und den im nachfolgenden Buch enthaltenen Tipps auseinandersetzt, wirst du es zukünftig schaffen nur einmal pro Woche einkaufen zu müssen und maximal 3 mal frisch zu kochen um jeden Tag etwas frisches und schnelles auf dem Tisch zu haben. Die Gerichte sind in der Regel darauf ausgelegt, dass 2 Personen 2 Tage eine Mahlzeit haben.

Tipps

LEBENSMITTELVERWERTUNG

- Schneide, wenn es sich anbietet beispielsweise das ganze Gemüse wie Möhren, Rettich und oder Lauch. Dieses Gemüse kann neben der Verwendung für eine Suppe oder Eintopf, dann geschnitten im Gefrierbeutel eingefroren und für das nächste Gericht benutzt werden.

- Verwahre alte Brötchen und Brot. Wenn es hart ist und nicht schimmelt, kannst du Paniermehl draus machen.

- So einkaufen, dass so wenig wie möglich Reste bleiben.

- Regelmäßige Sichtung des Kühlschrankes auf noch frische Lebensmittel. Ungenießbare Lebensmittel sollten rechtzeitig entsorgt werden ansonsten bietet sich auch ein Resteessen an(gemischtes gebratenes Gemüse in der Pfanne) oder auch die Berücksichtigung für den nächsten Einkauf und die Gerichte der nächsten beiden Tage sprich Planung der Gerichte an welchen Tagen sie gekocht werden.

- Reste von Soßen, Suppen oder anderen Lebensmitteln gehören in den Abfall und nicht in die Toilette.

- Aus übrig gebliebenem Obst lässt sich noch ein Beilagensalat herstellen.

ZUBEREITUNG UND REINIGUNG

- Es sollte regelmäßig bei einem Ceranfeld die Oberfläche mit einem Reiniger und einem Tuch und gegebenenfalls mit einem Schaber bearbeitet werden. Dies schont die Koch- Oberfläche, Pfannen und Töpfe. Sollte das Feld nicht sauber sein, können beim Kochen auch giftige Dämpfe entstehen beim Verbrennen zwischen Herdplatte und Behältnis. Dies sollte vermieden werden.

- Koche aufwendigere Sachen am Wochenende und hebe dir schnellere Gericht für in der Woche auf.

- Lösche nicht mit Wasser ab. Je nach Gericht bietet es sich an etwas angesetztes Gemüse, Fleisch oder einen Soßenansatz mit Weißwein, Rotwein oder Gemüsebrühe abzulöschen. Danach einen Moment warten und nicht direkt mit dem Pfannenwender kratzen. Die meisten Röstaromen lösen sich von alleine und es bildet sich ein guter Ansatz für eine Soße in Form von einer homogenen Masse ohne das noch große Teile angebrannt sind.

- Heiße Pfannen und Töpfe mit Öl oder Fett dürfen nicht mit Wasser abgelöscht werden. Das heiße Fett spritzt bei Wasserkontakt stark und es kann zu Verbrennungen kommen. Auch kann es eine große Stichflamme geben, die zu einem Wohnungsbrand führen kann.

LAGERUNG

- Habe ausreichend Dosennahrung und Wasser auf Lager.

- Lasse eingefrorenes vorher frisches Fleisch aus der Theke langsam über Nacht im Kühlschrank auftauen. Anschließendes Waschen und kurzes Ruhen lassen bei Raumtemperatur entspannt das Fleisch. Beim Braten wird dieses dann nicht zäh.

- Taue gefrorenes Fleisch nicht im warmen Wasser auf. Auch vorsichtig sollte man mit der Auftaufunktion einer Mikrowelle umgehen. Dies fördert die Keimentwicklung.

- Friere gekochtes und bereits schon einmal eingefrorenes Essen nicht 2-mal ein.

- Siehe zu, dass der Kühlschrank gut gefüllt ist, dass spart Kosten und der Kühlschrank verliert nicht viel Kälte beim Öffnen und braucht beim Wiederkühlen nicht viel Energie. Hilfreich sind hier im Sommer einfache Wasserflaschen. Diese sollten jedoch gekühlt und nicht gefroren werden, da sie platzen, wenn sie frieren.

- Taue regelmäßig deinen Eis- und Kühlschrank ab. Das schont die Geräte, schafft Platz, spart Strom und ist hygienischer, wenn eine regelmäßige Grundreinigung alle 2-4 Monate erfolgt.

Sommer-Lagerung:

- Den Kühlschrank relativ gut füllen.
- Gemüse waschen und in die Gemüsebox legen, die Lebensmittel regemäßig abputzen und Kondenswasser entfernen, dadurch halten sie sich länger.
- Lebensmittel im Sommer im Kühlschrank langsam auftauen und nicht in einer Dachgeschosswohnung 14 Stunden lang draußen liegen lassen.
- Fleischlagerung relativ weit unten mit entsprechender Zewa Unter-und Abdeckung. Fleischsaft könnte austreten. Dadurch wird der Rest der Lebensmittel vielleicht ungenießbar und verunreinigt das Gerät.
- Gekochte Lebensmittel an heißen Tagen nach dem sie gekocht und abgekühlt sind für den nächsten Tag mit Topf oder abgefüllt in Tupper im Kühlschrank lagern.
- Nicht lange den Eisschrank auflassen. Es bildet sich Kondenswasser an der Oberkante und es entsteht eine schnellere und stärkere Eisbildung. Bedeutet: Mehr Stromverbrauch, weniger Platz, mehr Abtauzyklen, Überbeanspruchung des Gerätes.

- Friere das meiste Brot ein damit es nicht schimmelt. Auftauen lässt es sich und schmeckt noch genauso gut. Ein Toaster mit Auftaufunktion kann morgens vor der Arbeit diesen Prozess beschleunigen.

Winter-Lagerung:

- Kühl- und Eisschrank können etwas runter gedreht werden. Trotz normaler Raumtemperaturen von 19-24 Grad brauchen die Geräte nicht viel Kühlung. Das spart Strom.
- Gekochte Eintöpfe können für den Folgetag sofern es nicht friert bei kühler bis normaler Außentemperatur bis 15 Grad schattig auf den Balkon oder in der Garage bzw. im Keller gelagert werden. Eine ausreichende Kühlung ist dann vorhanden und es entsteht Platz für frische Lebensmittel im Kühlschrank.

EINKAUFSITUATION

- Gehe Antizyklisch einkaufen, also nicht mit allen Hausfrauen, sondern abends in der Woche anstatt am Wochenende.

- Bei Feiertagen oder langen Wochenenden herrscht Chaos, deshalb gehe nie einen Tag vor oder einen Tag nach dem langen Wochenende oder Feiertagen einkaufen.

- Gehe nicht häufiger als 1-2 mal pro Woche einkaufen, dass schont den Geldbeutel, die Nerven und verbessert die freie Zeiteinteilung.

- Gehe nicht mit Hunger einkaufen. Dies verleitet zu Impulskäufen, anstatt wie vorher auf den Einkaufszettel geschrieben nach Plan zu kaufen.

- Nimm dir die Zeit vor der Einkaufsplanung die Angebote zu sichten um so abwechslungsreich und möglichst günstig einzukaufen.

- Meide überwiegend anderweitige Sonderangebote, die nicht Bestandteil deiner Einkaufsliste sind, wo du sagen könntest: Das ist aber günstig. Kaufe nahezu nach Plan ein.

- Meide Verkaufs und Marketingaktionen in den Geschäften. Solltest du doch einen leckeren Käse oder Wein probieren, sieh vorher auf deine Einkaufsliste. Ist das Produkt nicht drauf, sag dem netten Menschen ab mit einem deutlichen aber freundlichen Nein. Es ist schließlich dein Plan und nicht des Marketing Menschen der dich zum Probieren und anschließend zum Kauf verleiten will.

- Schaue bei den Einkäufen nach Produkten, die nicht direkt in Sicht oder Greifhöhe sind. Diese enthalten meist den gleichen Inhalt sind aber wesentlich günstiger als das Markenprodukt.

- Wenn du weißt, dass du ausschließlich die nächsten 2 Tage frühstückst und den Rest der Woche unterwegs bist, Müsli oder Obst morgens auf der Arbeit isst, dann bietet es sich an im Wurstregal nach reduzierter Ware Ausschau zu halten. Sie ist meist noch 2 Tage haltbar aber oft um 50% reduziert.

- Achte beim Abkassieren darauf, dass die Kassiererin auch den richtigen Preis beim Obst und Gemüse verbucht. Hier passieren oft Fehler. Beispielsweise bei Tomaten oder Äpfel. Das passiert vor allem dann, wenn im gleichen Markt mehrere Sorten des gleichen Obstes oder Gemüses angeboten werden.

- Sichte nachdem du eingekauft hast kurz den Einkaufsbeleg. Der ein oder andere Fehler kann jedem passieren, kostet dich aber dann über das Jahr hinweg unter Umständen an die 100€.

GESUNDHEIT

- Esse abends nicht zu viel und nicht zu spät. Da nachts die Verdauung runtergeschraubt wird, kann dies nicht mehr gut verarbeitet werden. Sinnvoller ist tagsüber in mehreren Portionen zu essen.
- Trinke ausreichend viel Wasser 2-4 Liter täglich.
- Reduziere den Alkohol, Zigaretten und Salzkonsum.
- Bewege dich ausreichend auch in einem Bürojob. Abendliche Spaziergänge von 1-3km 1-3 mal die Woche wirken schon gut.
- 1-4 mal pro Monat je nach finanzieller und Interressenslage würde es sich anbieten schwimmen bzw. in eine Therme oder sogar saunieren zu gehen. Das senkt den Stresspegel.

HAUSHALTSWAREN

- Schaffe dir für das am Vorabend fertiggekochte und am Folgetag mit der Mikrowelle heißgemachte Essen entsprechende Behältnisse an. Hier bietet sich sehr gut das Sortiment von Esbit an. Hier können heiße Speisen und auch Suppen flüssigkeitsdicht verschlossen werden und mit zur Arbeit genommen werden.
- Hat deine Arbeitsstelle einen Wasserspender, so kannst du dir sehr gut verarbeitete Flaschen von Nalgene besorgen, die du voll mit zur Arbeit nimmst und dort wieder auffüllen kannst. Das schont den Geldbeutel und du wirst dich wesentlich frischer fühlen und weniger Kopfschmerzen haben, wenn du regelmäßig ausreichend viel trinkst.
- Verzichte weitestgehend auf den Kaffee2Go am Bahnhof, Tankstelle, MC oder auch ein Premium Kaffee in einem Geschäft. Hole dir stattdessen einen verschließbaren Kaffeebecher im Stil einer Thermuskanne. Schütte dir morgens den Kaffee günstig mit einer Kaffee- oder Senseo- Maschine selbst auf und fülle ihn ab. Warm hält er mehrere Stunden. Zu Empfehlen sind hier die Produkte von „Emsa“. Hier können

nicht nur warme Getränke abgefüllt werden, sondern auch kalte.

- Habe ausreichend Gefrierbeutel im Haus
- Friere überschüssiges Gemüse ein
- Soße ist oft zu viel da. Diese kann eingefroren werden und bei einem anderen Gericht dazu aufgewärmt werden oder sogar als Soßengrundlage für Braten, Bolognese oder Gulasch, da diese Gerichte oft eine kräftige schon bereits reduzierte Soße haben.
- Suppen und Eintöpfe lassen sich ebenfalls in größeren Gefrierbeuteln abfüllen.
- Auch ein eigener Garten wo beispielsweise Tomaten geerntet werden können. Diese kann man einkochen und einfrieren. Eine gute Grundlage für Soßen, Suppen und Eintöpfe, die immer vorrätig ist und nicht gekauft werden muss.
- Schaffe dir nach Möglichkeit einen Pürirstab an. Dieser ist oft hilfreich bei Soßen und Suppen.
- Schaffe dir gute Tuppperwaren in unterschiedlichen Größen an, die dicht verschließen und für folgendes geeignet sind: Kühlen, Einfrieren, Mikrowelle, Spülmaschine. Achte dabei auf Ware die mit einer Dichtung und zusätzlichen Clips an der Seite verschlossen wird. Dann kannst du nahezu alles mit zur Arbeit nehmen, sofern dort eine Mikrowelle vorhanden ist.
- Haushaltswaren wie Messbecher, Küchenwage, Pfannen und Töpfe mit und ohne Beschichtung, Pfannenwender und vergleichbare Löffel und Gabeln, Zewa, Eierkocher, ausreichende Sammlung an Gewürzen, Frischhaltefolie sollten Standardausrüstung in der Küche sein.
- Habe nach Möglichkeit einen Toaster mit Auftaufunktion. Diese kannst du super für eingefrorenes Brot oder Toast benutzen.
- Schaffe dir eine einfache Kaffee- oder Senseomaschine an, anstatt den teuren Vollautomaten für eine 3 oder 4 stellige Summe.

BROTAUFSTRICHE MÖGLICHST LANGE HALTBAR MACHEN

- Hygiene: Sauberkeit ist das A und O. Angefangen bei den Küchenutensilien bis hinzu den Zutaten wie Fisch, Fleisch und Wurst. Diese müssen superfrisch sein. Obst und Gemüse sollte vollreif und makellos sein. Diese sollten zudem gewaschen, trocken getupft und gründlich geputzt und verlesen werden. Utensilien zur Verarbeitung wie Messer, Schneidebretter, Schüsseln und auch die Abfüllgläser sollten sehr rein sein. Möglichst heiß spülen und/oder durch die Spülmaschine geben.
- Abfüllen: Den fertigen Brotaufstrich in das zuvor gereinigte Glas möglichst mit einem verschließbaren Deckel abfüllen. Achte dabei auf Hitzebeständigkeit, wenn du einen heißen Aufstrich abfüllst.
- Kühle Lagerung: Die abgefüllten Brotaufstriche sollten möglichst schnell in die kühle Lagerung. Die Verwahrzeit beträgt abhängig vom Rezept eine Zeitspanne von wenigen Tagen bis mehrere Wochen. Die Gläser solltest du mit einem Aufkleber versehen auf dem der Inhalt und das Herstellungsdatum vermerkt sind.
- Verzehr: Solltest du die Gläser öffnen, sollte baldmöglichst der komplette Verzehr erfolgen. Ein Tipp hier bei Aufstrichen mit Nuss-, Oliven-, oder pestoartigen Pasten ist es die Oberfläche glatt zu streichen und eine dünne Schicht Öl aufzugießen. Das schützt vor Verderb mit Sauerstoff. Sollte der Aufstrich unangenehm riechen, sollte dieser entsorgt werden.
- Lagerung im Eisschrank: Sollte vom Aufstrich etwas übrig sein, kannst du diesen ohne Probleme einfrieren. Problemlos geht dies bei Pasten aus gekochten Hülsenfrüchten und Gemüse zum Beispiel mit Linsen, Kürbis und Kichererbsen. Problematischer ist es bei Aufstrichen mit Milchprodukten, Tofu, frischem Gemüse oder Obst wie Avocado und Beeren.

Diese werden entweder wässrig oder verlieren an Aroma. Ansonsten sollte eine Lagerung von 6-8 Wochen im Eisschrank kein Problem darstellen. Vor dem Verzehr eine Nacht vorher schonend im Kühlschrank auftauen und anschließend gut durchrühren. Frische gehakte Kräuter erst dann unterheben.

Guten Appetit!

Aufläufe / Überbackenes

SAFTIGER PUTENFLEISCH AUFLAUF MIT THUNFISCH UND TOMATEN

Arbeitszeit ca. 20 Minuten / Koch-/Backzeit ca. 20 Minuten / Gesamtzeit ca. 40 Minuten / Portionen: 4

Zutaten:

6 kleine Tomaten
2 Zwiebeln
1 Knoblauchzehe
500g Nudeln
1 Dose Thunfisch
500g Putenbrustfilet
200ml Milch
200ml Gemüsebrühe
200g Reibkäse
Salz, Pfeffer
2TL Mehl
1EL Butter/Margarine
2TL Paprika edelsüß
Schnittlauch als Garnitur

Zubereitung:

Nudeln nach Packungsanweisung kochen und in einem Sieb abtropfen lassen. Die Zwiebel und die Putenbrustfilets in Würfel schneiden und kurz in der Pfanne anbraten. Mit Salz, Pfeffer und 1 TL Paprika Pulver würzen.
Die Nudeln in eine Auflaufform geben. Den Thunfisch abtropfen lassen und mit den Nudeln vermischen. Das gebratene Fleisch mit den Zwiebeln darüber verteilen.

Für die Soße: Butter in einem Top schmelzen. Das Mehl hinzugeben und mit einem Schneebesen verrühren. Mit der Gemüsebrühe ablöschen. So lange rühren bis sich alle Mehlklumpen aufgelöst haben und die Soße langsam fest wird. Die Milch dazugeben und weiterhin gut rühren. Sollte die Soße zu fest werden, ruhig noch etwas mehr Milch hineingeben. Mit Salz, Pfeffer und dem restlichen Paprika Pulver abschmecken.
Die Soße nun in die Auflaufform gießen. Tomaten würfeln und als Topping oben drauf verteilen.

Mit Käse und Schnittlauch bestreuen und im vorgeheizten Backofen für 15 bis 20 Minuten bei 180 Grad garen.

TIPP:
Verwende beim Ablöschen des Mehlgemischs unbedingt warmes Wasser mit Gemüsebrühe. Sonst klumpt das Mehl!

Überbackene Putenschnitzel auf Gemüsebett mit Zitronencremesoße

Arbeitszeit ca. 20 Minuten / Koch-/Backzeit ca. 20 Minuten / Gesamtzeit ca. 40 Minuten / Portionen: 2

Zutaten:

1 Zucchini
2 Möhren
4 Champignons
4 Putenschnitzel
100ml Schlagsahne
200ml Gemüsebrühe
½ Zitrone
1 Dose Mandarinen
Salz, Pfeffer
100g Reibkäse

Zubereitung:

Zuerst die Putenschnitzel in der Pfanne kurz anbraten. Mit Salz und Pfeffer würzen. Fleisch auf einem Teller parken. In der gleichen Pfanne das geputzte und kleingeschnittene Gemüse anbraten. Das Gemüse in eine Auflaufform geben. Anschließend das Fleisch darauf verteilen Die Mandarinen abtropfen lassen und auch in die Auflaufform geben.

Für die Soße: Im Bratensatz der Pfanne die Gemüsebrühe und die Schlagsahne miteinander vermischen. Mit Salz und Pfeffer abschmecken. Etwas Zitronenabrieb hinzugeben und die Soße mit dem Saft einer halben Zitrone abschmecken. Mit Käse betreuen und circa 15 bis 20 Minuten im vorgeheizten Backofen bei 180 Grad überbacken.

LECKERER KOHLRABI-AUFLAUF MIT KÄSEKRUSTE

Arbeitszeit ca. 20 Minuten / Koch-/Backzeit ca. 30 Minuten / Gesamtzeit ca. 50 Minuten / Portionen: 4

Zutaten:

1kg Kohlrabi
250ml Hühnerbrühe
40g Butter
30g Weizenmehl
¼ l Milch
Salz, Pfeffer, Muskatnuss
400g Hähnchenbrustfilet
150g Reibkäse
Gehackte Petersilie zum Bestreuen

Zubereitung:

Kohlrabi schälen, in Scheiben schneiden und in der Hühnerbrühe 10 Minuten garen. Den Fond danach auffangen.

Für die Soße: Butter in einem Topf zerlassen, Mehl hinzufügen und mit der Butter vermengen. Fond und Milch unter Rühren hinzugeben. Mit Salz, Pfeffer und Muskatnuss würzen.

Fleisch für 2 - 3 Minuten von jeder Seite kurz anbraten. Mit Salz und Pfeffer würzen. Kohlrabi und Fleisch in eine Auflaufform geben und mit der Soße übergießen.

Mit Käse betreuen und bei 180 Grad circa 25 bis 30 Minuten im vorgeheizten Backofen überbacken.

GEFÜLLTE HÄHNCHENRÖLLCHEN

Arbeitszeit ca. 25 Minuten / Koch-/Backzeit ca. 45 Minuten / Gesamtzeit ca. 70 Minuten / Portionen: 4

Zutaten:

8 Hähnchenschnitzel
1 Packung Kochschinken
1 Packung Fetakäse und 150g Reibkäse
1 Dose gehackte Tomaten
½ Becher Sahne, 2 EL Frischkäse
½ Glas Basilikum Pesto
Salz, Pfeffer, Paprika edelsüß, Oregano

Zubereitung:

Hähnchenschnitzel waschen und mit Küchenpapier trocken tupfen. Von beiden Seiten mit Salz, Pfeffer und Paprika Pulver würzen. Von einer Seite mit dem grünen Pesto bestreichen. Schinken in Scheiben schneiden, die etwa so groß sind wie das Hähnchenschnitzel. Fetakäse in Scheiben schneiden.
Die bestrichene Seite des Hähnchenschnitzels mit Schinken und Fetakäse belegen, vorsichtig einrollen und in eine Auflaufform legen. Diesen Vorgang für alle 8 Hähnchenschnitzel wiederholen.

Für die Soße:
In einem Messbecher gehackte Tomaten, Sahne, Frischkäse, das übrig gebliebene Pesto sowie Salz, Pfeffer und Oregano miteinander vermischen. Den übrigen Schinken und Fetakäse auf den Hähnchenröllchen verteilen und die Soße darüber gießen.

Mit Käse bestreuen und im vorgeheizten Backofen bei 180 Grad circa 4o Minuten garen.

HÄHNCHENBRUST MIT BROKKOLI UND PFIRSICH AUS DEM OFEN

Arbeitszeit ca. 20 Minuten / Koch-/Backzeit ca. 40 Minuten / Gesamtzeit ca. 60 Minuten / Portionen: 4

Zutaten:

4 Hähnchenbrustfilets
500g Brokkoli
4 Pfirsiche aus der Dose
100g Schmelzkäse
100ml Sahne
1 Becher Schmand
Salz, Pfeffer, Paprika edelsüß, Oregano, Basilikum
200g Reibkäse

Zubereitung:

Die Hähnchenbrustfilets mit Salz, Pfeffer und Paprika würzen und in der Pfanne scharf anbraten. Danach in eine Auflaufform legen. Pfirsiche abtropfen lassen und in Streifen schneiden. Auf die Filets nun die Brokkoliröschen und die Pfirsiche verteilen.

Im Bratensud der Filets nun den Schmand zusammen mit dem Schmelzkäse und der Sahne aufkochen lassen. Mit Salz, Pfeffer, Paprika, Oregano und Basilikum abschmecken und anschließend über die Filets und den Brokkoli gießen. Mit Käse bestreuen und im vorgeheizten Backofen bei 180 Grad circa 40 Minuten überbacken.
TIPP:
Wenn du tiefgefrorenen Brokkoli verwendest, lass ihn entweder zuerst auftauen oder gare ihn ca. 10 Minuten im Wasserbad.

BECHAMEL - HACKFLEISCH - LASAGNE

Arbeitszeit ca. 40 Minuten / Koch-/Backzeit ca. 40 Minuten / Gesamtzeit ca. 80 Minuten / Portionen: 4

Zutaten:

1 Paket Lasagne Platten
500g Hackfleisch
1 Zwiebel
1 Knoblauchzehe
2EL Öl
2EL Tomatenmark
500ml passierte Tomaten
80g Butter
2EL Mehl
250ml Gemüsebrühe
150ml Milch
Salz, Pfeffer, Paprika edelsüß, Oregano, Muskat
200g Reibkäse

Zubereitung:

Für die Hackfleischsoße:
Hackfleisch in 2EL Öl anbraten. Zwiebeln schälen, in Würfel schneiden und dazugeben. 2EL Tomatenmark mit einer Prise Zucker unterrühren und mit 500ml passierten Tomaten ablöschen. Knoblauchzehe schälen, pressen und in die Soße geben. Danach mit Salz, Pfeffer, Paprika und Oregano würzen und 10 Minuten köcheln lassen. Gibt man eine Prise Zucker zum Tomatenmark, verhindert man, dass sich Bitterstoffe bilden.

Für die Bechamelsauce:
80g Butter in einem Topf erhitzen, 2EL Mehl dazugeben und anschwitzen lassen. Die Gemüsebrühe langsam hinzugeben und stetig umrühren. Anschließend die Milch hinzugeben und aufkochen lassen. Anschließend eine Hand voll Reibkäse unterrühren und mit Salz, Pfeffer und Muskat würzen. Die Bechamelsauce sollte relativ fest sein, damit sie zwischen den einzelnen Schichten nicht verläuft.

Erst ein wenig Hackfleischsoße in eine feuerfeste Form geben, dann folgendermaßen schichten:

Die Lasagneplatten so verteilen, dass sie sich nicht überlappen. So werden sie gleichmäßig gar.

Lasagneplatten, Hackfleischsoße
Lasagneplatten, Bechamelsoße
Lasagneplatten, Hackfleischsoße
Lasagneplatten, Bechamelsoße
Lasagneplatten, Hackfleischsoße
Lasagneplatten, Bechamelsoße

Mit Käse bestreuen und im vorgeheizten Backofen bei 180 Grad circa. 30 bis 40 Minuten garen.

SELBSTGEMACHTE PIZZA

Arbeitszeit ca. 15 Minuten / Ruhezeit: 30 Minuten / Koch-/Backzeit ca. 20 Minuten / Gesamtzeit ca. 65 Minuten / Portionen: 2 Backbleche

Zutaten:

500g Mehl
½ Würfel frische Hefe
2EL Olivenöl
300ml lauwarmes Wasser
10g Salz

Für die Soße:
3 große Tomaten
1EL Olivenöl
1 Knoblauchzehe
Salz, Pfeffer, Zucker, Oregano
150g Reibkäse

Belag für die Pizza nach Bedarf auswählen!

Zubereitung:

Alle Zutaten in eine Schüssel geben und mindestens 5 Minuten gut durchkneten. Danach den Teig etwas eine halbe Stunde gehen lassen. Am besten mit einem Küchentuch abdecken und an einen warmen Ort stellen.
(Ich setze den Teig bei 50 Grad in den Backofen.)

Teig in zwei gleich große Stücke teilen und ausrollen bis er auf ein Backblech passt.

Für die Tomatensoße die Tomaten entkernen und in Würfel schneiden. Die Knoblauchzehe hineinpressen. Olivenöl, Salz Pfeffer, eine Prise Zucker und den Oregano hinzugeben und pürieren. Anschließend auf dem Teig verteilen.

Käse auf der Tomatensoße verteilen und nach Bedarf den Belag über der Pizza verteilen.

Bei 220 Grad ca. 15 – 20 Minuten in den Backofen.

Tipp:
Die Pizza eignet sich prima zur Resteverwertung. Aufschnitt oder Gemüse, das übriggeblieben ist, kann man hier verwerten! Wer den Teig lieber dünner mag und so noch Teigreste übrig hat, kann damit auch kleine Pizzaschnecken backen. Dazu den Teig in 5cm dicke und 15cm lange Streifen ausrollen. Mit Tomatensoße, Käse und zum Beispiel Salami belegen. Zusammenrollen und für ca. 15 Min. in den Ofen.

NUDELAUFLAUF MIT BLATTSPINAT, LACHS UND GORGONZOLASOßE

Arbeitszeit ca. 25 Minuten / Koch-/Backzeit ca. 20 Minuten / Gesamtzeit ca. 45 Minuten / Portionen: 4

Zutaten:

4 Lachsfilets
1 Packung Gorgonzola oder anderen Blauschimmelkäse
100ml Gemüsebrühe
1 Becher Sahne
etwas Milch
500g Nudeln
Salz und Pfeffer
250g geriebenen Käse
200g Blattspinat
2EL Mehl
40g Butter/Margarine

Zubereitung:

Die Nudeln nach Packungsanweisung in Salzwasser kochen.

Für die Soße:
Butter oder Margarine in einem Topf zerlassen, das Mehl hinzugeben und anschwitzen. Mit der Gemüsebrühe ablöschen. Die Sahne und den klein geschnittenen Gorgonzola hinein rühren. Wird die Soße zu fest, einen Schuss Milch hinzugeben. Mit Salz und Pfeffer abschmecken.

Den Lachs in Öl von beiden Seiten scharf anbraten. Aus der Pfanne nehmen und in Streifen schneiden.

Eine Hälfte der Nudeln in die Auflaufform geben. Die Lachsstreifen und den Blattspinat darauf verteilen. Die Hälfte der Soße darüber gießen. Das Ganze mit den restlichen Nudeln bedecken du die restliche Soße über die Nudeln geben.

Mit dem gerieben Käse bestreuen und bei ca. 180 Grad ca. 20 Minuten überbacken.

TIPP:
Wenn du tiefgefrorenen Blattspinat verwendest, lass ihn vorher auftauen und drücke vor der Verwendung das überschüssige Wasser raus.

GEFÜLLTE PFANNKUCHEN MIT LACHS

Arbeitszeit ca. 25 Minuten / Koch-/Backzeit ca. 20 Minuten / Gesamtzeit ca. 45 Minuten / Portionen: 8 Pfannkuchen

Zutaten:

Zutaten für den Teig:
400g Mehl
3 Eier
½L Milch
Öl
2 EL Zucker
1 Prise Salz

Zutaten für die Füllung:
200g Kräuterfrischkäse
etwas Milch
1 unbehandelte Zitrone
8 Scheiben Räucherlachs
Salz, Pfeffer
1 Bund Dill

Zubereitung:

Zubereitung Teig:
Mehl, Eier, Milch, einen Schuss Öl, Zucker und Salz miteinander vermischen. Anschließend Öl in der Pfanne erhitzen und die Pfannkuchen portionsweise beidseitig ausbacken. Faustregel: Eine Kelle Teig pro Pfannkuchen!

Für die Füllung:
Zitronenschals reiben und Dill kleinhacken. Den Frischkäse mit einem Schuss Milch und dem Saft einer halben Zitrone vermischen.

Die Zitronenschale und den Dill hinzugeben. Mit Salz und Pfeffer würzen.

Lass die Pfannkuchen auf Küchenpapier etwas abkühlen.

Die abgekühlten Pfannkuchen mit der Frischkäse-Mischung bestreichen und mit je einer Scheibe Lachs pro Pfannkuchen belegen. Nach Bedarf kannst du den Lachs noch mit etwas Zitronensaft beträufeln.

Zum Schluss die Pfannkuchen einrollen und in der Mitte überschneiden.

TIPP:
Leg die Pfannkuchen auf Küchenpapier, damit das Öl daran haften bleibt.

FILET WELLINGTON

Arbeitszeit ca. 30 Minuten / Koch-/Backzeit ca. 30 Minuten / Gesamtzeit ca. 60 Minuten / Portionen: 2

Zutaten:

800g Schweinefilet
500g Leberkäse – Brät
1 Dose Champignons
1 Bund Petersilie
2 große Zwiebeln
Muskat, Thymian, Majoran, Salz, Pfeffer
2 Pakete Blätterteig (aus dem Kühlregal)
3 Eier
Öl

Zubereitung:

Filet mit Salz und Pfeffer würzen. In etwas Öl von allen Seiten kross anbraten. (Das Filet sollte außen gut gebräunt und innen noch sehr rosa sein). Aus der Pfanne nehmen und beiseite legen.

Die Zwiebeln und Champignons würfeln und in der gleichen Pfanne wie zuvor das Fleisch anschwitzen lassen. Gehackte Petersilie, Muskat, Thymian, Majoran, Salz und Pfeffer nach Geschmack zugeben.

Die Masse auskühlen lassen. Danach mit zwei Eiern und dem Brät gut vermengen, sodass eine geschmeidige Masse entsteht.

Nun Blätterteig ausrollen und mit der Füllung bestreichen. Ringsum einen circa 3cm breiten Rand lassen. Das Filet mittig darauf positionieren. Mit der restlichen Füllung bedecken.

Die Teigränder mit Wasser bestreichen und das zweite Paket Blätterteig als Deckel darüberlegen und die Ränder andrücken. Ein Ei verquirlen und den Blätterteig damit bestreichen.

Im vorgeheizten Backofen bei 200 Grad 25 - 30 Minuten ausbacken.

Sollte der Blätterteig zu dunkel werden, mit Alufolie abdecken.

Dazu passt ein einfacher grüner Blattsalat.

TIPP:
Wenn dein Metzger kein frisches Brät hat, kannst du auch auf das Innere der feinen Bratwurst zurückgreifen. Vorsicht mit dem Salz. Meist ist das Brät schon gesalzen! Wenn du die Zwiebeln in der gleichen Pfanne anbrätst wie zuvor das Fleisch, gehen die Röstaromen des Fleischs auf die Zwiebel über.

CHICKEN ALFREDO

Arbeitszeit ca. 20 Minuten / Koch-/Backzeit ca. 15 Minuten / Gesamtzeit ca. 35 Minuten / Portionen: 2

Zutaten:

500g Pasta
500g Hähnchenbrustfilet
100g Butter
100g geriebener Parmesan
50g geriebener Käse (Emmentaler oder Gouda)
2EL Öl
1 Becher Sahne
1 Becher Crème fraiche
Salz und Pfeffer

Zubereitung:

Die Hähnchenbrustfilets in Streifen schneiden, mit Salz und Pfeffer würzen und in einer Pfanne mit etwas Öl anbraten. Bei mittlerer Hitze braten, bis sie gar sind, aus der Pfanne nehmen und zur Seite stellen.

Die Nudeln in kochendem Salzwasser nach Packungsanweisung garen. In der Zwischenzeit die Butter in einem Topf schmelzen, Sahne, Crème fraiche und Käse dazugeben und ebenfalls mit Salz und Pfeffer nach Geschmack würzen. Wer die kalorienreiche Soße etwas abschwächen möchte, kann die Sahne durch Milch ersetzen.

Wenn der Käse ganz geschmolzen und die Masse schön cremig ist, die Hähnchenbruststreifen wieder dazugeben. Die Nudeln mit der Soße servieren. Dazu passt ein knackiger Blattsalat.

ZUCCHINI-REIS AUFLAUF

Arbeitszeit ca. 20 Minuten / Koch-/Backzeit ca. 15 Minuten / Gesamtzeit ca. 35 Minuten / Portionen: 4

Zutaten:

500g Hackfleisch
2EL Olivenöl
2 Beutel Reis
500ml passierte Tomaten
2EL Tomatenmark
1 Stange Porree
2 Zucchini
1 Paprika
2 Möhren
2 Knoblauchzehen
200g Reibkäse
Salz, Pfeffer, Prise Zucker, Rosmarin, Thymian, Oregano, Basilikum

Zubereitung:

Reis nach Packungsanweisung garen. Zucchini, Möhren und Porree in Scheiben schneiden, Paprika würfeln und Knoblauch fein hacken.

Hackfleisch in einem Schuss Öl anbraten, mit Salz und Pfeffer würzen. Tomatenmark und eine Prise Zucker einrühren, kurz mit anrösten. Gemüse und Knoblauch hinzufügen und circa 10 Minuten bei mittlerer Hitze schmoren lassen. Tomaten sowie Rosmarin, Thymian, Oregano und Basilikum hinzugeben und 5 Minuten ziehen lassen. Danach den Reis unterrühren.In eine Auflaufform geben, mit Käse bestreuen und ca. 10 Minuten bei 180 Grad im Ofen gratinieren.

KÄSE-SCHINKEN-GNOCCHI

Arbeitszeit ca. 15 Minuten / Koch-/Backzeit ca. 10 Minuten / Gesamtzeit ca. 25 Minuten / Portionen: 2

Zutaten:

500g Gnocchi
4 Scheiben Kochschinken
150ml Sahne
50g Schmelzkäse
2EL Parmesan
1 EL Öl
Salz, Pfeffer

Zubereitung:

Gnocchi nach Packungsanweisung garen.

Schinken in Olivenöl anbraten. Mit Sahne ablöschen und aufkochen lassen. Schmelzkäse und Parmesan mit in die Soße rühren. Mit Salz und Pfeffer würzen.

Anschließend die Gnocchi hinzugeben und in der Soße mitschwenken.

TIPP:
Dazu passt ein knackiger grüner Salat!

HUHN MIT GEMÜSE UND KOKOSNUSSSOßE

Arbeitszeit ca. 25 Minuten / Koch-/Backzeit ca. 15 Minuten / Gesamtzeit ca. 40 Minuten / Portionen: 4

Zutaten:

1 Stange Porree
2 Paprika
5 Möhren
1 Limette
500g Hähnchenbrustfilets
1EL Öl
1TL Ingwerpulver, ½TL Kurkuma, ¼ TL Cayennepfeffer
1 Dose Kokosmilch
200ml Gemüsebrühe
1 Becher Crème fraiche
Salz, Pfeffer, Schnittlauch

Zubereitung:

Gemüse waschen, putzen und schälen. Alles in feine Stifte schneiden. Die Limette auspressen. Fleisch gründlich waschen und in Streifen schneiden. Öl in einer Pfanne erhitzen. Fleischstreifen darin scharf anbraten. Ingwer, Kurkuma, Cayennepfeffer, Salz und Pfeffer würzen. Die Möhren und die Gemüsebrühe hinzufügen und kurz aufkochen lassen. Die Kokosmilch einrühren. Paprika und Porree hinzugeben und alles circa. 7 Minuten köcheln lassen. Herd ausschalten, Creme fraiche hinzugeben und nochmal 3 Minuten ziehen lassen. Mit 3 EL Limettensaft, etwas Salz, Pfeffer und Cayennepfeffer abschmecken. Schnittlauch dazugeben.

PARMESAN HACKBÄLLCHEN MIT SOUR CREAM

Arbeitszeit ca. 40 Minuten / Koch-/Backzeit ca. 40 Minuten / Gesamtzeit ca. 80 Minuten / Portionen: 4

Zutaten:

2 Zwiebeln
2 Knoblauchzehen
3 Stangen Staudensellerie
2 EL Öl
1EL Tomatenmark
100ml Gemüsebrühe
100ml Weißwein
2 Dosen gehackte Tomaten
100ml Sahne
Salz, Pfeffer und 1 Prise Zucker
500g Hackfleisch
4EL Parmesan
2EL Sour Cream
2TL Rosmarin
500g Spaghetti

Zubereitung:

Das Gemüse putzen, klein schneiden und in einer Pfanne mit Öl kurz anbraten. Tomatenmark und eine Prise Zucker hinzugeben und kurz mitbraten. Mit Weißwein ablöschen, Gemüsebrühe und Sahne hinzugeben und mit Salz und Pfeffer abschmecken.

Nun mindestens 30 – 40 Minuten einkochen lassen.

In der Zwischenzeit das Hackfleisch mit Salz, Pfeffer, Rosmarin, der Sour Cream und dem Parmesan vermischen und zu kleinen Kugeln formen und in der Soße circa 20 Minuten köcheln lassen, bis die Hackbällchen gar sind.

Anschließend mit frischer Pasta und geriebenem Parmesan servieren.

HÄHNCHEN MIT BROKKOLI IN HONIGMARINADE

Arbeitszeit ca. 15 Minuten / Koch-/Backzeit ca. 20 Minuten / Gesamtzeit ca. 35 Minuten / Portionen: 2

Zutaten:

500g Hähnchenbrustfilet
2TL Sambal Oelek
2EL Sojasauce
1TL Ingwer
1 Knoblauchzehe
3EL Öl
3EL Speisestärke
500g Brokkoliröschen
150ml Gemüsebrühe
50ml Sahne
2EL Honig
1 Beutel Reis
Salz, Pfeffer

Zubereitung:

Hähnchenbrustfilet mit 1 TL Sambal Oelek, Sojasauce und Ingwer vermischen und über Nacht im Kühlschrank marinieren.

1 EL Öl in der Pfanne oder im Wok erhitzen, die Hähnchenbruststreifen mit Stärke vermischen und anbraten. Dann herausnehmen und zur Seite stellen.

Den Knoblauch fein hacken und im Bratensatz mit einem EL Öl zusammen mit dem Brokkoli andünsten.

Mit der Brühe ablöschen und die Sahne hinzugeben. Abschmecken mit Salz und Pfeffer und anschließend mit Deckel 5 Minuten garen.

Restliches Öl in die Pfanne geben, 1 TL Sambal Oelek darin anrösten und anschließend Honig zugeben. Sobald der Honig zu schäumen beginnt, Hähnchenstreifen und Bokkoli vorsichtig unterheben, nochmals abschmecken und mit dem Reis zusammen servieren.

TIPP:
Bei dieser geringen Menge Sahne lohnt es sich, auf Cremefine zurückzugreifen. Sie ist länger haltbar und wiederverschließbar.

SCHWEINEFILET-TOPF

Arbeitszeit ca. 10 Minuten / Koch-/Backzeit ca. 15 Minuten / Gesamtzeit ca. 25 Minuten / Portionen: 4

Zutaten:

1kg Schweinefilet
100g Katenschinken in Würfel
2 Zwiebeln
1 Knoblauchzehe
500g Champignons
200ml Gemüsebrühe
200g Schmand
200ml Sahne
1TL Senf
1EL Tomatenmark
1 Bund Petersilie
1El Öl
Salz und Pfeffer

Zubereitung:

Schweinefilet parieren. Das Öl in der Pfanne erhitzen, das Fleisch mit Salz und Pfeffer rundum würzen und von allen Seiten circa 10 Minuten anbraten. Es soll innen noch rosa sein- Danach herausnehmen und auf einem Teller erkalten lassen.

Im Bratfett Zwiebeln, Knoblauch und Schinken gut bräunen. Champignons putzen, in Scheiben schneiden und mitbraten. Dann mit Brühe ablöschen sowie Sahne und Schmand zugeben. Die Soße mit Salz, Pfeffer, Tomatenmark und Senf kräftig abschmecken. Sollte sie zu flüssig sein, mit etwas Speisestärke andicken.

Das Fleisch in 1cm dicke Scheiben und danach in Streifen schneiden. Die Petersilie fein hacken und alles zur Soße hinzugeben.

TIPP:
Immer für zwei Tage kochen, da das Gericht am nächsten Tag immer noch besser schmeckt. Ich empfehle dazu einen knackigen grünen Salat und Spätzle.

SCHNELLER TORTELLINIAUFLAUF MIT BECHAMEL

Arbeitszeit ca. 10 Minuten / Koch-/Backzeit ca. 20 Minuten / Gesamtzeit ca. 30 Minuten / Portionen: 4

Zutaten:

3 Packungen Tortellini aus dem Kühlregal
1 Packung gekochten Schinken
1 Glas Spargel
1 Dose Erbsen
2 Tomaten
40g Butter
1 Zwiebel
2EL Mehl
200ml Gemüsebrühe
200ml Sahne
Salz, Pfeffer, Muskatnuss
150g Reibkäse

Zubereitung:

Die Tortellini nach Packungsanweisung garen. Schinken und Tomaten würfeln und Spargel in 3cm lange Stücke schneiden. Zwiebel häuten und würfeln.

Fertige Tortellini in eine Auflaufform geben und Schinken, Tomaten, Spargel und Erbsen dazugeben und vermischen.

Für die Bechamelsoße:
Die Butter in einem Topf auslassen. Zwiebelwürfel hinzugeben und glasig dünsten. Mehl hinzugeben und mit einem Schneebesen verrühren. Mit der Gemüsebrühe ablöschen und solange rühren bis sich das Mehl vollständig aufgelöst hat. Danach die Sahne hinzugeben und mit Salz, Pfeffer und Muskat würzen.

Soße über die Tortellini geben, mit Käse bestreuen und für 15 – 20 Minuten bei 180 Grad in den Backofen.

TIPP:
Bei einer Mehlschwitze immer warmes Wasser zum Ablöschen nehmen, da das Mehl sonst klumpt.

ORIGINAL GRIECHISCHE MOUSSAKA

Arbeitszeit ca. 30 Minuten / Koch-/Backzeit ca. 20 Minuten / Gesamtzeit ca. 50 Minuten / Portionen: 4

Zutaten:

Olivenöl
500g Hackfleisch
2 Auberginen
2 große Zucchini
½ Glas grüne Oliven
Rotwein zum Ablöschen
6 große Kartoffeln
2 Zwiebeln
½ Bund Lauchzwiebel
Petersilie, Muskatnuss, Salz, Pfeffer, Paprikagewürz
Prise Zucker
2 Knoblauchzehen
500ml passierte Tomaten
1 Dose gehackte Tomaten
40g Butter
2EL Mehl
250ml Gemüsebrühe
100ml Milch
200g Reibkäse

Zubereitung:

Kartoffel im Ganzen bissfest kochen, danach in 1cm dicke Scheiben schneiden. Zucchini und Aubergine in Scheiben schneiden. Von beiden Seiten mit Salz und Pfeffer würzen. Olivenöl in eine Pfanne geben, eine Knoblauchzehe häuten, mit der Messespitze eindrücken und in die Pfanne geben.

Nun die Auberginen- und Zucchinischeiben von jeder Seite kurz anbraten und auf einem Küchenpapier das überschüssige Öl abtropfen lassen. Den Vorgang solange wiederholen, bis alle Scheiben angebraten sind.

Für die Hackfleischsoße:
Zwiebeln häuten, würfeln und in Öl anbraten. Mit einer Prise Zucker bestreuen, um die Zwiebel zu karamellisieren. Hackfleisch hinzugeben und kräftig anbraten. Mit Salz, Pfeffer und Paprikapulver würzen. Oliven in Ringe schneiden und dazugeben. Alles mit einem Schuss Rotwein ablöschen. Wenn der Alkoholgeruch verflogen ist, die passierten Tomaten hinzugeben und kurz aufkochen lassen. Zum Schluss Lauchzwiebel und Petersilie unterheben und abschmecken. Gegenebenfalls nachwürzen.

Für die Bechamelsoße:
Die Butter in einem Topf auslassen. Zwiebelwürfel hinzugeben und glasig dünsten. Mehl hinzugeben und mit einem Schneebesen verrühren. Mit der Gemüsebrühe ablöschen und solange rühren bis sich das Mehl vollständig aufgelöst hat. Danach die Milch hinzugeben und mit Salz, Pfeffer und Muskat würzen.

Wie folgt in einer Auflaufform schichten:
Kartoffelscheiben, darüber Zucchini und Auberginenscheiben. Eine Lage Hackfleischsoße verteilen. Nochmal Kartoffeln schichten. Darüber Zucchini und Auberginenscheiben schichten. Noch einmal die Hackfleischsoße verteilen. Nun die Bechamelsoße darüber geben und mit Käse bestreuen.

SCHUPFNUDELN MIT SCHINKEN UND KÄSE

Arbeitszeit ca. 10 Minuten / Koch-/Backzeit ca. 10 Minuten / Gesamtzeit ca. 20 Minuten / Portionen: 2

Zutaten:

1 Packung Schupfnudeln
½ Bund Lauchzwiebeln
100g Schinken gewürfelt
100g Käse (Emmentaler oder Gouda) gerieben
15g Butter

Zubereitung:

Lauchzwiebeln waschen und in Ringe schneiden. Die Butter in einer Pfanne auslassen und den Schinken darin kross anbraten.

Die Schupfnudeln zum Schinken in die Pfanne geben und anbraten. Sobald die Schupfnudeln eine braune Farbe bekommen, die Lauchzwiebeln dazugeben.

Abschließend den Käse dazugeben und warten, bis er geschmolzen ist.

Dazu schmeckt ein frischer Blattsalat.

TIPP:
Ein schnelles und einfaches Gericht. Genau das Richtige nach einem langen und anstrengenden Tag.

SAFTIGES RINDERSTEAK MIT EINER KRÄFTIGEN SENF-ESTRAGON SOßE

Arbeitszeit ca. 20 Minuten / Koch-/Backzeit ca. 10 Minuten / Gesamtzeit ca. 30 Minuten / Portionen: 2

Zutaten:

2 Rindersteaks
½ Bund Estragon (alternativ auch getrocknet)
Salz und Pfeffer
1EL Butter
75ml Weiswein
½ Becher Sahne
2 EL grobkörnigen Senf
1 Prise Zucker

Zubereitung:

Den Ofen auf 50 Grad einstellen. Den Estragon fein hacken.

Ich brate meine Steaks je nach Dicke immer 4-5 Min. von jeder Seite und lege sie anschließend 10 Minuten zum Ruhen in den 50 Grad heißen Backofen. So werden sie immer Medium rare.

Den Bratensatz mit Weißwein auflösen und so lange kochen lassen, bis der Alkoholgeruch verflogen ist. Die Sahne dazugeben und den Senf einrühren. Kurz aufkochen lassen, damit die Soße bindet. Zum Schluss den Estragon hinzufügen und die Soße mit einer Prise Zucker sowie Salz und Pfeffer abschmecken.

GEFÜLLTER HACKBRATEN MIT FETA UND BLATTSPINAT

Arbeitszeit ca. 25 Minuten / Koch-/Backzeit ca. 10 Minuten / Gesamtzeit ca. 35 Minuten / Portionen: 4

Zutaten:

1kg Schweinemett
1 Eigelb
1 trockenes Brötchen
nach Bedarf Milch
1EL Senf
Salz, Pfeffer, Paprika
1TL Majoran
1TL Thymian
1 Packung Blattspinat tiefgefroren
1 Paket Schafskäse

Zubereitung:

Das Brötchen in Milch einlegen. Hackmasse in eine Schüssel geben. Eigelb, Senf und Gewürze hinzugeben. Das weich gewordene Brötchen auspressen und auch zur Hackmasse geben. Alles gut miteinander verkneten.

Den Blattspinat rechtzeitig auftauen und das überschüssige Wasser ausdrücken. Den Fetakäse in ca. 1 cm dicke Streifen schneiden.

Ein großzügiges Stück Frischhaltefolie auslegen und die Hackmasse darauf rechteckig verteilen. Sie sollte ungefähr 1 bis 1,5 cm dick sein. Anschließend den Blattspinat auf die Hackmasse verteilen und die Feta-Scheiben darüber geben.

Jetzt die Hackmasse vorsichtig mithilfe der Frischhaltefolie zu einer Rolle formen und in eine gefettete Auflaufform geben. Mindestens 50 Minuten im vorgeheizten Backofen bei 180 Grad garen.

TIPP:
Um die Hackmasse auszurollen, nimmt man am besten Frischhaltefolie.

SPAGHETTI MIT SAUERKRAUT

Arbeitszeit ca. 25 Minuten / Koch-/Backzeit ca. 10 Minuten / Gesamtzeit ca. 35 Minuten / Portionen: 2

Zutaten:

500g Spaghetti
1 Packung Sauerkraut
Speckwürfel
Salz, Pfeffer
1 Prise Zucker
1/2l Gemüsebrühe
1 Sahne

Zubereitung:

Spaghetti nach Packungsanweisung gar kochen. Speckwürfel in der Pfanne anbraten. Die Flüssigkeit aus dem Sauerkraut ausdrücken und zum Speck in die Pfanne geben. Eine Prise Zucker darüber streuen und mit anbraten. Mit Salz und Pfeffer würzen. Mit Gemüsebrühe ablöschen, Sahne hinzugeben und aufkochen lassen. Abschließend die gegarten Spaghetti unterrühren.

TIPP:
Ich koche immer die doppelte Menge, da das Gericht am zweiten Tag noch besser schmeckt.

GORGONZOLA SCHNITZEL

Arbeitszeit ca. 20 Minuten / Koch-/Backzeit ca. 30 Minuten / Gesamtzeit ca. 50 Minuten / Portionen: 4

Zutaten:

6 Schnitzel aus der Oberschale
2 Dosen gehackte Tomaten
1 Paket Gorgonzola
1 Becher Sahne
2 Zwiebeln
2 Knoblauchzehen
Salz, Pfeffer, Paprika
Öl

Zubereitung:

Die Schnitzel waschen, trockentupfen und von beiden Seiten mit Salz, Pfeffer und Paprika würzen. Von jeder Seite 2 Minuten lang in etwas Öl anbraten. Knoblauch schälen, mit der Messespitze eindrücken und in die heiße Pfanne werfen.

Die Schnitzel in eine Auflaufform geben. Aus der Pfanne den Knoblauch wieder herausnehmen. Die Zwiebeln in der Pfanne mit dem Bratensud anbraten. Die gehackten Tomaten dazu geben und den Gorgonzola in kleinen Stücken hineingeben bis dieser vollständig geschmolzen ist. Danach die Sahne einrühren und alles aufkochen lassen.

Die Soße über die Schnitzel geben und im vorgeheizten Backofen bei 180 Grad etwa 30 Minuten garen.

Pfannengerichte

GARNELEN PFANNE MIT BLATTSPINAT

Arbeitszeit ca. 15 Minuten / Koch-/Backzeit ca. 20 Minuten / Gesamtzeit ca. 35 Minuten / Portionen: 2

Zutaten:

2 Zucchini
2 Paprika
4 Tomaten
500g Hähnchenbrustfilet
1 Paket Fetakäse
1 Packung körniger Frischkäse
Salz, Pfeffer, Paprikagewürz
Öl

Zubereitung:

Hähnchenbrustfilet in Würfel schneiden und in einer Pfanne mit Öl kräftig anbraten. Mit Salz, Pfeffer und Paprika würzen. Nach dem Braten das Fleisch in eine Auflaufform füllen.

Paprika und Zucchini waschen und in Scheiben schneiden. Beides in der Pfanne, in der vorher das Fleisch gebraten wurde, anbraten. Währenddessen die Tomaten waschen und würfeln. Wenn Zucchini und Paprika weich sind, die Tomaten hinzugeben und mitbraten. Wieder mit Salz, Pfeffer und Paprika würzen. Gemüse zum Fleisch in die Auflaufform geben. Fetakäse würfeln und in der Auflaufform verteilen. Zum Schluss den körnigen Frischkäse in kleinen Häufchen darüber verteilen. Alles bei 180 Grad etwa 15 – 20 Minuten im vorgeheizten Backofen überbacken.
TIPP:
Den tiefgefrorenen Blattspinat auftauen lassen und das überschüssige Wasser auspressen.

GYROS PFANNE

Arbeitszeit ca. 15 Minuten / Koch-/Backzeit ca. 15 Minuten / Gesamtzeit ca. 30 Minuten / Portionen: 2

Zutaten:

2 Packungen Schweinegeschnetzeltes Gyros Art
1 Dose gehackte Tomaten
½ Dose Creme fraichè
1 Dose Champignons
Öl

Zubereitung:

Das Gyros in der Pfanne mit etwas Öl anbraten. Die Champignons abtropfen lassen und zum Gyros in die Pfanne geben. Wenn das Fleisch angebraten ist, die gehackten Tomaten dazugeben. Aufkochen lassen und die Creme fraiché einrühren. Weitere 5 Minuten garen lassen.

Wer dazu gerne selbstgemachtes Tsatsiki machen möchte, hier das Rezept:

Zutaten:
½ Salatgurke
250g Quark
100g Joghurt
2 Knoblauchzehen
Salz, Pfeffer
1EL Olivenöl
Spritzer Zitrone

Zubereitung:
Die Salatgurke in dünne Stifte schneiden, auf Küchenpapier legen und kräftig ausdrücken. Anschließend in eine Schüssel geben. Dazu den Quark und den Joghurt mit der Gurke vermischen. Die Knoblauchzehen pressen und hinzugeben genauso wie das Olivenöl und den Spritzer Zitrone. Mit Salz und Pfeffer würzen und alles miteinander verrühren.

FRUCHTIGE HÄHNCHENPFANNE NACH CHINESISCHER ART

Arbeitszeit ca. 25 Minuten / Koch-/Backzeit ca. 15 Minuten / Gesamtzeit ca. 40 Minuten / Portionen: 4

Zutaten:

800g Hähnchenbrustfilet
2 Paprika
1 Zucchini
1 Dose Erbsen
1 Dose Champignons
1 Dose Bambussprossen
1 Dose Kokosmilch
200ml Gemüsebrühe
2 EL Tomatenmark
1 ½ Gläser Orangensaft
1 Prise Zucker, Salz, Pfeffer, Paprika, Curry, Knoblauchpulver

Zubereitung:

Hähnchenbrustfilet in Würfel schneiden und in Öl kräftig anbraten. Paprika und Zucchini in Streifen schneiden. Zwiebel häuten und würfeln. Paprika, Zucchini und Zwiebeln zum Hähnchen in die Pfanne geben. Mit Salz, Pfeffer, Knoblauch und Currypulver würzen. Tomatenmark sowie eine Prise Zucker hinzugeben, verrühren und anbraten lassen. Mit Gemüsebrühe ablöschen. Bambussprossen, Champignons und Erbsen hinzugeben und alles 3 Minuten köcheln lassen. Dann die Kokosmilch einrühren, den Orangensaft dazu schütten und alles etwas 10 Minuten auf kleiner Flamme köcheln lassen.
Dazu passen Reis oder Nudeln.

GESCHNETZELTES PFÄNNCHEN

Arbeitszeit ca. 20 Minuten / Koch-/Backzeit ca. 20 Minuten / Gesamtzeit ca. 40 Minuten / Portionen: 4

Zutaten:

800g Schweinegeschnetzeltes
1 Packung Schinkenspeck
2 große Zwiebeln, 1 Knoblauchzehe
1 große Dose Pilze
2 EL Tomatenmark
Weißwein zum Ablöschen
400ml Gemüsefond
1 Becher Sahne, 1 Becher saure Sahne
Salz, Pfeffer, Paprika und Chiligewürz, 1 Prise Zucker

Zubereitung:

Den Speck in der Pfanne mit Öl scharf anbraten, danach das Schweinegeschnetzelte hinzugeben. Zwiebeln und Knoblauchzehe häuten. Zwiebel in Würfel schneiden, Knoblauch mit der Messerspitze andrücken und beides mit dem Fleisch in der Pfanne braten. Nun die Champignons hinzugeben. Mit Salz, Pfeffer, Paprika und Chili kräftig würzen.

Tomatenmark und eine Prise Zucker dazu und braten lassen. Danach mit Weißwein ablöschen. Wenn der Alkohol verdampft ist, mit Gemüsebrühe aufgießen sowie Sahne und saure Sahne unterrühren. Das Ganze noch einmal aufkochen lassen und eventuell mit etwas Soßenbinder andicken. Dazu passen Reis oder Nudeln und ein frischer Blattsalat. TIPP: Bevor man Knoblauch in die Pfanne gibt, sollte man ihn mit der Messespitze etwas andrücken, so können sich die ätherischen Öle besser entfalten!

GEMÜSEPFANNE MIT FETA

Arbeitszeit ca. 20 Minuten / Koch-/Backzeit ca. 20 Minuten / Gesamtzeit ca. 40 Minuten / Portionen: 2

Zutaten:

600g Garnelen
1 Packung Blattspinat
1 Glas eingelegte Knoblauchzehen
1 Packung körniger Frischkäse
1 Dose gehackte Tomaten
Öl
Salz, Pfeffer, Paprikagewürz

Zubereitung:

Garnelen in einer Pfanne mit Öl anbraten. Nach Bedarf eingelegte Knoblauchzehen hinzugeben und mit braten. Mit Salz, Pfeffer und Paprikagewürz würzen.

Den Blattspinat in die Pfanne geben. Abschließend die gehackten Tomaten und den körnigen Frischkäse hineingeben und noch einmal mit den Gewürzen abschmecken.

WÜRZIGES SCHNITZELPFÄNNCHEN

Arbeitszeit ca. 25 Minuten / Koch-/Backzeit ca. 15 Minuten / Gesamtzeit ca. 40 Minuten / Portionen: 4

Zutaten:

6 Schnitzel
2 Packungen Bacon in Scheiben
Salz, Pfeffer, Paprikapulver
1 Paket Speckwürfel
2 große Zwiebeln
1 Dose Champignons in Scheiben
250ml Gemüsebrühe
1 Becher Sahne
150g Reibkäse

Zubereitung:

Schnitzel waschen, trocken tupfen und von beiden Seiten mit Salz, Pfeffer und Paprikapulver würzen. Je nach Größe der Schnitzel mit 2 – 3 Scheiben Bacon umwickeln. In der Pfanne von jeder Seite etwa 2 Minuten in Öl anbraten. Herausnehmen und zur Seite stellen.

Im Bratensud die gewürfelten Zwiebel und den Speck anbraten. Anschließend die Champignons hinzugeben und auch mitbraten. Mit Gemüsebrühe aufgießen und die Sahne hineinrühren. Aufkochen lassen.

Die Schnitzel in eine flache Auflaufform legen. Soße darüber verteilen. Käse darüber streuen und circa 15 – 20 Minuten im Ofen überbacken.
Dazu passen Reis oder Spätzle und ein grüner Blattsalat.

HÄHNCHENPFANNE MIT GEMÜSE ASIA STYLE

Arbeitszeit ca. 25 Minuten / Koch-/Backzeit ca. 10 Minuten / Gesamtzeit ca. 35 Minuten / Portionen: 2

Zutaten:

500g Hähnchenbrustfilet
2 Paprika
1 Zucchini
1 Bund Frühlingszwiebeln
1 Zwiebel
4 Tomaten
1 Brokkoli
Salz, Pfeffer
2EL Curry
2EL Soja Soße
200ml Gemüsebrühe
Öl

Zubereitung:

Brokkoli in Röschen schneiden. Paprika entkernen und in Streifen schneiden, Zucchini in halbe Scheiben schneiden. Zwiebeln schälen und würfeln. Frühlingszwiebeln häuten und in Ringe schneiden. Tomaten entkernen und würfeln. Hähnchenbrustfilets in Würfel schneiden und in Öl scharf anbraten. Mit Salz, Pfeffer und Curry würzen. Zwiebel, Paprika und Brokkoli hinzugeben und mit anbraten. Nach 5 Minuten die Zucchini hinzugeben und weiter anbraten. Mit Gemüsebrühe ablöschen. Die Tomaten, Frühlingszwiebeln und die Soja Soße hinzugeben und weitere 5 Minuten köcheln lassen.

Suppen / Eintöpfe

CREMIGE KÄSE-LAUCH-SUPPE

Arbeitszeit ca. 20 Minuten / Koch-/Backzeit ca. 20 Minuten / Gesamtzeit ca. 40 Minuten / Portionen: 4

Zutaten:

750g gemischtes Hackfleisch
4 Stangen Porree
2 große Zwiebeln
300g Kräuterschmierkäse
200g Creme fraiche
1l Gemüsebrühe
Salz, Pfeffer, Knoblauchpulver

Zubereitung:

Zwiebeln schälen und würfeln. Zusammen mit dem Hackfleisch in einem großen Topf scharf anbraten. Währenddessen den Porree putzen, in Ringe schneiden und mit anbraten.

Mit Gemüsebrühe ablöschen. Warten bis es aufkocht, dann den Schmelzkäse und die Creme fraiche unterrühren. Alles mit Salz, Pfeffer und Knoblauchpulver abschmecken.

TIPP:
Wenn dir frischer Porree zu teuer ist, greif ruhig auf den tiefgefrorenen Porree zurück. Tiefgekühltes Gemüse ist oft vitaminreicher als frisches Gemüse. Gerade Vitamin C ist häufig in tiefgekühltem Gemüse vermehrt enthalten als in seinem frischen Pendant. Das hängt damit zusammen, dass das tiefgekühlte Gemüse sofort nach der Ernte verarbeitet wird und so die Vitamine mit dem Einfrieren konserviert werden.

DEFTIGER HACKFLEISCHEINTOPF

Arbeitszeit ca. 20 Minuten / Koch-/Backzeit ca. 30 Minuten / Gesamtzeit ca. 50 Minuten / Portionen: 4

Zutaten:

500g Hackfleisch
2 Paprika
2 große Zwiebeln
1 Bund Lauchzwiebel
Champignons
1 Dose Erbsen
500ml passierte Tomaten
2EL Tomatenmark
75ml Rotwein
200g Creme fraiche
Salz, Pfeffer, Zucker, Paprika edelsüß

Zubereitung:

Hackfleisch in einem großen Topf scharf anbraten. Champignons und Paprika putzen, in Streifen schneiden sowie Zwiebeln würfeln. Alles mit dem Hackfleisch zusammen anbraten. Mit Salz, Pfeffer und Paprika Pulver würzen.

Tomatenmark in den Topf dazugeben, mit einer Prise Zucker bestreuen und mit dem Hackfleisch-Gemüse-Gemisch anbraten. Mit dem Rotwein ablöschen. Nach ein paar Minuten die passierten Tomaten dazugeben. Jetzt die Erbsen dazugeben und aufkochen lassen. Zum Schluss die Creme fraiche unterheben.
Tipp:
Dieser Eintopf eignet sich prima zur Resteverwertung, da man das Gemüse und auch das Fleisch beliebig variieren kann.

ZUCCHINI-KARTOFFEL-SUPPE

Arbeitszeit ca. 20 Minuten / Koch-/Backzeit ca. 20 Minuten / Gesamtzeit ca. 40 Minuten / Portionen: 4

Zutaten:

800g Zucchini oder 4 Stück
400g Kartoffeln
2 große Zwiebeln
2EL Öl
1L Gemüsebrühe
1 Becher Crème fraiche
Salz, Pfeffer, Currypulver und Liebstöckel

Zubereitung:

Zucchini waschen, Enden abschneiden und die Schale grob ab raspeln. Die Zucchini grob würfeln. Kartoffeln schälen, waschen und ebenfalls würfeln. Zwiebel abziehen und in Würfel schneiden.

Öl in einem Topf erhitzen. Die Zwiebeln glasig andünsten, anschließend die Zucchini und Kartoffeln hinzugeben und anbraten. Mit Salz, Pfeffer und Currypulver würzen. Die Gemüsebrühe hinzugeben, Liebstöckel klein hacken, in die Suppe geben und alles 20 Minuten köcheln lassen. Die Suppe pürieren, wenn die Kartoffeln weich sind. Crème fraiche unterheben und noch einmal nach Bedarf mit Salz, Pfeffer und Curry abschmecken.
TIPP:
Liebstöckel kann man prima im Garten oder auf dem Balkon züchten und zweimal im Jahr ernten. Eignet sich auch gut zum Einfrieren. Liebstöckel ist das natürliche Maggi und verfeinert Suppen und Soßen. Die Suppe eignet sich super zum Einfrieren.

KÜRBIS-SUPPE

Arbeitszeit ca. 30 Minuten / Koch-/Backzeit ca. 120 Minuten / Gesamtzeit ca. 150 Minuten / Portionen: 4

Zutaten:

240g Zwiebeln
50g Butter
800g Hokkaido-Kürbis
300g Kartoffeln
200g Möhren
1600g Wasser
3 EL Gemüsebrühe
4 Prisen Salz
2 TL Pfeffer
20g Zitronensaft
400g Hackfleisch
30g Sojasauce
20g Sesam

Zubereitung:

Alle Zutaten in Stücke schneiden und in einem großen Topf kochen. Suppe lange kochen lassen und pürieren.

PIZZA-SUPPE

Arbeitszeit ca. 30 Minuten / Koch-/Backzeit ca. 30 Minuten / Gesamtzeit ca. 60 Minuten / Portionen: 6

Zutaten:

1x Zwiebel
2x Knoblauchzehen
250g Champignons
2x Paprika rot
500g Hackfleisch
2 EL Olivenöl
2 EL Tomatenmark
300ml Brühe
1 Dose Tomaten stückig
1x Sahne
200g Frischkäse light
Salz, Pfeffer, Oregano

Zubereitung:

Zwiebeln und Knoblauch abziehen und hacken. Champignons putzen und in Scheiben schneiden. Paprika abbrausen, Kerne entfernen und das Fruchtfleisch in Streifen schneiden.
1 EL Öl in einem Topf erhitzen und die Pilze anbraten, bis sie eine goldbraune Farbe angenommen haben. Champignons kurz aus dem Topf nehmen und vorerst beiseitestellen.
Restliches Öl in den Topf geben und das Hackfleisch krümelig braten – dann Zwiebel- und Knoblauchwürfel unterrühren und kurz mitdünsten lassen. Dann Pilze, Paprika und Tomatenmark hinzufügen und kurz anrösten lassen.

Das Ganze mit Brühe ablöschen und kurz aufkochen lassen. Stückige Tomaten unterrühren und Suppe 15 Minuten köcheln lassen.
Sahne und Frischkäse in die Suppe geben und alles gut miteinander vermengen. Mit Salz, Pfeffer und ordentlich Oregano abschmecken. Pizzasuppe erhitzen.

TOMATEN-SUPPE

Arbeitszeit ca. 30 Minuten / Koch-/Backzeit ca. 30 Minuten / Gesamtzeit ca. 60 Minuten / Portionen: 6

Zutaten:

2kg frische Tomaten
2x Zwiebeln
2x Knoblauchzehe
1500ml Gemüsebrühe
4x Prise Zucker
3 El Tomatenmark
2x Prise Oregano
2 Spr. Tabasco
2 El Olivenöl
4 Prisen Salz und Pfeffer

Zubereitung:

Die Tomaten waschen und an der Unterseite kreuzweise einschneiden, danach mit heißem Wasser überbrühen und häuten. Den Strunk ausschneiden und die Tomaten klein würfeln.

Zwiebel, Knoblauch schälen und klein würfeln. Olivenöl in einem Topf erhitzen, Knoblauch und Zwiebel darin glasig dünsten. Tomaten und Tomatenmark zugeben und kurz weiter dünsten, danach mit der Suppe aufgießen. Die Suppe nun für 20 Minuten leise köcheln lassen.

Die Suppe mit einem Pürierstab fein pürieren und mit Tabasco, Salz, Pfeffer, Oregano, Zucker sowie den Kräutern abschmecken.

ZWIEBEL-SUPPE

Arbeitszeit ca. 20 Minuten / Koch-/Backzeit ca. 20 Minuten / Gesamtzeit ca. 40 Minuten / Portionen: 4

Zutaten:

- 6 Zwiebeln
- 1 EL Mehl
- 1000 ml warme Gemüsebrühe
- 250 ml Weißwein
- 80 g Butter
- 4 (etwa 2 cm dicke) Scheiben Baguette
- 100 g geriebener Käse
- 1 TL Zucker
- 1 TL Paprikapulver
- ½ TLSalz
- ¼ TL Pfeffer

Zubereitung:

Zwiebel in feine Ringe schneiden. 50 g Butter in einem Topf erhitzen und Zwiebeln glasig andünsten. Mit Mehl bestreuen und mit Salz, Pfeffer und Zucker würzen. Unter ständigem Rühren kurz anbraten lassen. Gemüsebrühe und Weißwein zugeben, aufkochen und 20 Minuten leicht köcheln lassen.

Restliche Butter in einer Pfanne erhitzen und Baguette knusprig braun braten.

Backofen auf 200 Grad Umluft vorheizen. Zwiebelsuppe in 4 feuerfeste Schälchen füllen, Baguette auf die Suppe legen, mit geriebenen Käse und Paprikapulver bestreuen. Zwiebelsuppe im Backofen goldbraun überbacken und gleich servieren.

CHINAKOHL-SUPPE

Arbeitszeit ca. 15 Minuten / Koch-/Backzeit ca. 25 Minuten / Gesamtzeit ca. 40 Minuten / Portionen: 4

Zutaten:

- 500 g Chinakohl
- 2 Kartoffel
- 1 Karotte
- 1 Zwiebel
- 1 Knoblauchzehe
- 900 ml Gemüsebrühe
- 2 TL Currypulver
- 2 Prisen Ingwer, 2 Prisen Muskat
- 2 EL (Raps)Öl
- 50 ml Sahne
- Salz und Pfeffer zum Abschmecken

Zubereitung:

Zwiebel und Knoblauchzehe hacken, Kartoffeln und Karotte klein würfeln, Chinakohl in dünne Streifen schneiden. Öl in einem Topf erhitzen, Zwiebel und Knoblauch darin glasig andünsten.

Kartoffeln, Karotte und Currypulver zugeben und ein paar Minuten mit andünsten. Chinakohl zugeben, gut umrühren und kurz mitdünsten. Gemüsebrühe zugeben, aufkochen und 25 Minuten köcheln lassen. Suppe mit einem Pürierstab fein pürieren. Ingwer und Muskat zugeben. Sahne zugeben, aufkochen und 5 Minuten ziehen lassen.

Mit Salz und Pfeffer Abschmecken und in tiefen Tellern servieren.

KOKUS-SUPPE

Arbeitszeit ca. 15 Minuten / Koch-/Backzeit ca. 25 Minuten / Gesamtzeit ca. 40 Minuten / Portionen: 4

Zutaten:

- 1 Dose Kokosmilch
- 300 g Kartoffeln
- 100 g rote Linsen
- 2 Karotten
- 1 Zwiebel
- 2 Knoblauchzehen
- 600 ml warme Gemüsebrühe
- 2 EL Currypulver
- 2 EL Kokosöl
- Salz und Pfeffer zum Abschmecken

Zubereitung:

Linsen waschen und abtropfen lassen. Zwiebel und Knoblauchzehen klein hacken. Kartoffeln und Karotten würfeln. Kokosöl in einem Topf erhitzen und Zwiebel mit Knoblauch glasig andünsten. Gemüsebrühe, Kartoffeln, Karotten und Linsen zugeben, aufkochen und 20 Minuten köcheln lassen. Mit einem Pürierstab die Suppe pürieren. Kokosmilch und Currypulver zugeben und nochmals aufkochen. 5 Minuten ziehen lassen.

Abschmecken und in tiefen Tellern servieren.

KARTOFFEL-SUPPE

Arbeitszeit ca. 15 Minuten / Koch-/Backzeit ca. 35 Minuten / Gesamtzeit ca. 50 Minuten / Portionen: 4

Zutaten:

- 500 g Kartoffeln
- 500 g Suppengemüse (Möhren, Wurzelpetersilie, Porree, Sellerie)
- 1 Zwiebel
- 1 L Gemüsebrühe
- 50 ml Sahne
- 2 EL Petersilie
- Salz, Pfeffer Thymian und Majoran
- 2 EL Öl

Zubereitung:

Kartoffeln und Suppengemüse waschen, schälen und klein schneiden. Zwiebel klein hacken. 1 EL Öl in einem großen Topf erhitzen und die Kartoffeln mit dem Suppengemüse kurz anbraten. Gemüsebrühe hinzugeben und 30 Minuten köcheln lassen. Die Suppe pürieren. Restliches Öl in einer kleinen Pfanne erhitzten und die Zwiebel darin goldgelb dünsten. Die Suppe nach Belieben mit Salz, Pfeffer, Thymian, Majoran würzen. Die Zwiebel und die Sahne in die Suppe rühren und noch 5 Minuten ziehen lassen.

In tiefen Tellern servieren und mit Petersilie bestreuen.

Salate

LAUWARMER LINSENSALAT

Arbeitszeit ca. 10 Minuten / Koch-/Backzeit ca. 10 Minuten / Gesamtzeit ca. 20 Minuten / Portionen: 4

Zutaten:

100g Rote Linsen
5 Tomaten
½ Salatgurke
200ml Gemüsebrühe
5 Radieschen
1 kleine gelbe Paprika
2 Frühlingszwiebeln
1 Handvoll frische Petersilie und Basilikum
2 EL Leinöl
1 EL naturtrüber Apfelessig
1 TL Zitronensaft

Zubereitung:

Linsen waschen und in der Gemüsebrühe kochen. Dann ein paar Minuten abkühlen lassen.

Das Gemüse putzen und klein schneiden. Petersilie und Basilikum fein hacken.

Für das Dressing Leinöl mit Essig, Zitronensaft und den Kräutern mischen. Alle Zutaten in einer Schüssel gut mischen und kurz ziehen lassen.

REISSALAT

Arbeitszeit ca. 10 Minuten / Koch-/Backzeit ca. 10 Minuten / Gesamtzeit ca. 20 Minuten / Portionen: 4

Zutaten:

2 Tassen Reis
300g gek. Schinken
3 Paprika
2 Dosen Mandarinen
500g Magerjoghurt
125g Mirakel Whip
2 EL Sojasoße
2 TL Curry

Zubereitung:

Reis kochen und erkalten lassen

Schinken, Paprika und Mandarinen klein schneiden und zum Reis geben.

Joghurt, Mirakel Whip, Sojasoße und Curry vermischen und ebenfalls unter den Salat rühren.

FRUCHTIGER NUDELSALAT MIT CURRY

Arbeitszeit ca. 20 Minuten / Koch-/Backzeit ca. 20 Minuten / Gesamtzeit ca. 40 Minuten / Portionen: 4

Zutaten:

500g Spirelli Nudeln
2 Dosen Mandarinen
1 Dose Erbsen
150g Fleischwurst
6 saure Gurken aus dem Glas
etwas Gurkensaft
150g Naturjoghurt
4EL Mayonnaise
1 Stange Porree
Salz, Pfeffer
2EL Currypulver

Zubereitung:

Nudeln nach Packungsanweisung gar kochen. Den Porree waschen und in halbe Ringe schneiden. Etwa 5 Minuten mit den Nudeln zusammen garen.

Für die Soße den Naturjoghurt und die Mayonnaise miteinander verrühren. Etwas Gurkensaft hinzugeben, damit die Soße etwas flüssiger wird. Außerdem bekommt der Sud so eine süß saure Note. Mit Salz, Pfeffer und Currypulver abschmecken. Gurken und Fleischwurst in Würfel schneiden und zur Soße in die Schüssel geben. Die Erbsen hinzugeben. Anschließend die abgekühlten Nudeln und den Porree hinzugeben und alles mit der Soße verrühren. Zum Schluss vorsichtig die Mandarinen unterheben.

KNACKIGER WILDKRÄUTERSALAT

Arbeitszeit ca. 20 Minuten / Gesamtzeit ca. 20 Minuten / Portionen: 4

Zutaten:

2 Handvoll Feldsalat
2 Handvoll Brennesseln
1 Handvoll Löwenzahn
5 Walnüsse
1 Zwiebel
3 EL Olivenöl
1 TL Honig
3 EL Balsamico Essig

Zubereitung:

Brennesseln vorsichtig unter fließendem Wasser mit Spülhand-schuhen waschen. Dann in einem Küchentuch abtrocknen, im Tuch durchkneten und dann klein schneiden.

Feldsalat und Löwenzahnblätter waschen, grob hacken und zu den Brenneseln geben. Die Zwiebel und die Walnüsse klein hacken.

Für das Dressing 100ml Wasser mit Olivenöl und Essig mischen, dann Honig unterrühren. Mit Salz und Pfeffer würzen.

Zwiebeln und Nüsse zum Salat geben, Dressing darübergießen und alles gut mixen.

BUNTER VITAMINSALAT

Arbeitszeit ca. 25 Minuten / Gesamtzeit ca. 25 Minuten / Portionen: 2

Zutaten:

½ Kopfsalat
1 mittelgroße Rote Beete
1 Handvoll frische Petersilie
2 Frühlingszwiebeln
1 rote Paprika
1 gelbe Paprika
3 EL Olivenöl
½ Limette
2 EL Granatapfelsirup
Granatapfelkerne
2 Handvoll Rotkohl

Zubereitung:

Rotkohl in Streifen schneiden und in eine Schüssel geben. Rote Beete schälen und mit einer Reibe in die Schüssel reiben. Granatapfelsirup und Olivenöl dazugeben, eine Prise Salz hinzufügen.

Paprikas waschen und in kleine Stücke schneiden, in den Salat geben. Zwiebeln in Ringe schneiden, Petersilie kleinhacken und ebenfalls in die Schüssel geben.

Kopfsalat waschen, in Stücke schneiden und zum Salat dazutun. Etwas Limettensaft hinzugeben und gründlich durchmischen.

TACO-SALAT

Arbeitszeit ca. 20 Minuten / Koch-/Backzeit ca. 10 Minuten / Gesamtzeit ca. 30 Minuten / Portionen: 4

Zutaten:

1 Eisbergsalat
500g gemischtes Hackfleisch
1 Salsasoße
1 Dose Mais
1 Dose Kidneybohnen
4 Tomaten
2 Becher Schmand
100g Reibkäse
Salz, Pfeffer
Nach Bedarf: Nacho Chips

Zubereitung:

Salat waschen und kleinschneiden. Hackfleisch in einer Pfanne anbraten und mit Salz und Pfeffer würzen. Abkühlen lassen. Mais und Kidneybohnen abtropfen lassen und mit der Salsasoße vermischen. Tomaten in Scheiben schneiden.

Jetzt wird geschichtet:
Salat in die Salatschüssel füllen. Hackfleisch darüber verteilen. Anschließend das Mais-Kidneybohnen-Salsa-Gemisch dazugeben. Die Tomaten verteilen und mit dem Schmand bestreichen. Käse und/oder Nachos darüberstreuen.

TIPP:
Das Hackfleisch auf Küchenpapier abtropfen lassen. Je weniger Fett gelangt nachher in den Salat! Zum Durchziehen mindestens zwei Stunden in den Kühlschrank stellen.

JAPANISCHER SPITZKOHLSALAT

Arbeitszeit ca. 20 Minuten / Koch-/Backzeit ca. 10 Minuten / Gesamtzeit ca. 30 Minuten / Portionen: 4

Zutaten:

½ Spitzkohl
200g Edamame
1 grüner Apfel
1 Frühlingszwiebel
40g Cashewnüsse
1 EL Ahornsirup
2 EL Sojasauce
1 EL Honig
1 EL helle Miso-Paste
1 EL Sesamöl
1 EL Reisessig

Zubereitung:

Cashewkerne mit Ahornsirup und Sojasauce in einer Pfanne kurz rösten. Edamame in kochendem Wasser erhitzen, dann abgießen und abschrecken. Spitzkohl waschen und in dünne Streifen schneiden. Frühlingszwiebel putzen und in dünne Ringe schneiden. Beides zusammen in eine große Schüssel geben.

Für das Dressing Sesamöl, Miso-Paste,Honig und Reisessig miteinander mischen. Dressing über den Spitzkohl geben und mit den Händen etwas durchkneten. Apfel waschen, entkernen und in feine Spalten schneiden. Zusammen mit dem Edamame zum Kohl geben, Cashews darüber verteilen. Mit Pfeffer und Salz abschmecken und gut mixen.

RUCOLA-SALAT MIT HEIDELBEEREN

Arbeitszeit ca. 15 Minuten / Gesamtzeit ca. 15 Minuten / Portionen: 2

Zutaten:

100g Rucola
100g frische Heidelbeeren
2 EL getrocknete Heidelbeeren oder Rosinen
2 EL Walnüsse
150g Fetakäse
1 TL Honig
2 EL Sonnenblumenöl
1 Limette

Zubereitung:

Rucola gründlich waschen und abtropfen lassen. Walnüsse grob hacken. Frische Heidelbeeren waschen und abtrocknen, Fetakäse würfeln oder grob zerpflücken.

Alles in einer Schüssel mixen. Für das Dressing Honig, Sonnenblumenöl und Limettensaft zusammenrühren, eine Prise Salz hinzufügen.

Dressing über den Salat geben und mit den getrockneten Heidebeeren bzw. Rosinen bestreuen.

MEDITERRANER NUDELSALAT MIT OLIVEN

Arbeitszeit ca. 20 Minuten / Koch-/Backzeit ca. 20 Minuten / Gesamtzeit ca. 40 Minuten / Portionen: 4

Zutaten:

500g Penne
100g gegrillte Paprika
200g Schafskäse
1 Glas schwarze Oliven
8 Tomaten
1 Zwiebel
3 Knoblauchzehen
4 EL Olivenöl
2EL Balsamico
2EL Tomatenmark
5 Stiele Basilikum
Salz, Pfeffer, Zucker

Zubereitung:

Zuerst die Nudeln nach Packungsanweisung garen.

Für die Soße: Die Tomaten waschen, vierteln, entkernen und das Fruchtfleisch in Würfel schneiden. Danach die Zwiebeln und 2 Knoblauchzehen würfeln und in 2EL Olivenöl andünsten. 2EL Tomatenmark unterrühren, die Tomatenwürfel zugeben und das Ganze bei kleiner Hitze etwa 20 Minuten köcheln lassen. Die Sauce mit etwas Salz, Zucker und Pfeffer abschmecken.

Die erkaltete Soße in eine Salatschüssel geben. 2EL Olivenöl, 2 EL Tomatenmark, 2EL Balsamico unterrühren. 1 Knoblauchzehe pressen. Schafskäse und gegrillte Paprika würfeln und zusammen mit den schwarzen Oliven und den gekochten Nudeln in die Salatschüssel geben.

TIPP:
Die Soße und die Nudeln zuerst vorbereiten. Da beides noch abkühlen muss, kannst du so Zeit sparen.

FRISCHER BULGURSALAT

Arbeitszeit ca. 20 Minuten / Koch-/Backzeit ca. 10 Minuten / Gesamtzeit ca. 30 Minuten / Portionen: 4

Zutaten:

1 ½ Tassen Bulgur
1 Bund Petersilie
1 Paprika
1 Bund Lauchzwiebel
2 Tomaten
3 Gewürzgurken
2EL Tomatenmark
2EL Öl
Salz, Pfeffer
Saft einer frischen Zitrone

Zubereitung:

Bulgur nach Packungsanweisung zubereiten, zur Seite stellen und etwas abkühlen lassen. Zwiebel, Tomaten, Paprika, Lauchzwiebel und Gewürzgurken in kleine Würfel schneiden. Kräuter hacken.

Tomatenmark mit Öl in einer Salatschüssel vermengen, den Bulgur hinzugeben und miteinander vermengen. Anschließend das Gemüse unterheben.

TIPP:
Dazu passt eine fleischige Beilage.

THUNFISCH-REIS-SALAT

Arbeitszeit ca. 20 Minuten / Gesamtzeit ca. 20 Minuten / Portionen: 2

Zutaten:

1 Beutel Reis kochen
1 Dose Thunfisch
1 Dose Mandarinen
3 EL Mayonnaise
1 EL Essig
Salz, Pfeffer
nach Bedarf: Erbsen, Paprika, Mais, Gurken, Tomaten

Zubereitung:

Reis nach Packungsanweisung zubereiten. Die Mayonnaise zusammen mit Essig, Salz und Pfeffer in einer Salatschüssel vermischen. Thunfisch und Mandarinen hinzugeben. Nach Bedarf weiteres Gemüse hinzufügen. Alles mit der Soße vermischen.
Den Reis nach dem Kochen etwas abkühlen lassen und auch unterheben.

TIPP:
Dieser Salat eignet sich wunderbar für die Resteverwertung, da man übrig gebliebenes Gemüse verwenden kann. Wer saure Gurken verwendet, kann den Sud aus dem Gurkenglas anstelle von Essig verwenden.

KARTOFFELSALAT NACH OMAS ART

Arbeitszeit ca. 15 Minuten / Koch-/Backzeit ca. 25 Minuten / Gesamtzeit ca. 40 Minuten / Portionen: 4

Zutaten:

1Kg Kartoffeln festkochend
2 Zwiebeln
½ Glas saure Gurken
150g Fleischwurst
6 hart gekochte Eier
1TL Senf
6TL Mayonnaise
1TL Essig
4TL Gurkensud
Salz, Pfeffer, Petersilie

Zubereitung:

Kartoffeln mindestens 20 Minuten garen. In der Zwischenzeit Fleischwurst, saure Gurken, Zwiebeln und Eier in Würfel schneiden.

Für das Dressing:
Senf und Mayonnaise mit dem Essig und dem Gurkensud vermischen. Mit Salz, Pfeffer und Petersilie abschmecken. Nach Bedarf kannst du die Soße verflüssigen oder mit weiterer Mayonnaise andicken. Ist dir die Soße zu sauer geraten, kannst du eine Prise Zucker dazugeben. So reduziert sich der Essiggeschmack.

Kartoffeln etwas abkühlen lassen und dann in Würfel schneiden. Kartoffeln, Fleischwurst, saure Gurken, Zwiebeln und Eier mit dem Dressing vermischen.

THUNFISCH-TOMATEN-SALAT

Arbeitszeit ca. 15 Minuten / Koch-/Backzeit ca. 10 Minuten / Gesamtzeit ca. 25 Minuten / Portionen: 2

Zutaten:

1 Dose Thunfisch in Öl
500g Tomaten
1 Zwiebel
3EL Mais
3EL Erbsen
1EL Balsamico
Salz, Pfeffer, Basilikum, Petersilie
3EL Mayonnaise

Zubereitung:

Tomaten und Zwiebel in Würfel schneiden. Thunfisch mit dem Öl, Erbsen, Mais, Zwiebeln und Tomaten in eine Salatschüssel geben. Mayonnaise, Balsamico sowie Salz, Pfeffer und Petersilie hinzugeben und alles miteinander vermengen.

TIPP:
Dazu passt eine fleischige Beilage oder Brot.

FITNESS-SALAT MIT HÄHNCHEN

Arbeitszeit ca. 15 Minuten / Koch-/Backzeit ca. 10 Minuten / Gesamtzeit ca. 25 Minuten / Portionen: 4

Zutaten:

1 Gurke
300g Hähnchenfilet
100g Spinat
100g Romana Salatherzen
2 Paprika
4 EL Olivenöl
100g passierte Tomaten
1 Knoblauchzehe

Zubereitung:

Gurke und Paprika waschen und in kleine Stücke schneiden. Hähnchenbrust ebenfalls waschen und in Streifen schneiden.

Knoblauchzehe klein hacken, mit den passierten Tomaten und etwas Pfeffer und Salz zu einer Soße vermengen. Öl in einer Pfanne erhitzen, Hähnhen und Paprika für 6-8 Minuten anbraten. Dann Spinat dazugeben.

Salatherzen klein schneiden und mit den Gurkenstücken in eine Schüssel geben. Pfanne mit Hähnchen und Gemüse mit der Tomatensauce ablöschen und dann über den Salat geben.

ITALIENISCHER NUDELSALAT

Arbeitszeit ca. 30 Minuten / Koch-/Backzeit ca. 15 Minuten / Gesamtzeit ca. 45 Minuten / Portionen: 4

Zutaten:

500g Penne
200g getrocknete Tomaten
300g Parmaschinken
100g Pinienkerne
2 Zehen Knoblauch
Salz, Pfeffer
140 ml Olivenöl
6 EL Balsamico
2 TL rotes Pesto
2 TL Senf
2 TL Honig
Eventuell Rucola

Zubereitung:

Die Nudeln kochen und mit kaltem Wasser abschrecken. Die Pinienkerne in der Pfanne bei mittlerer Hitze ohne Fett leicht anbräunen. Die getrockneten Tomaten gut abtropfen lassen und wie den Parmaschinken klein schneiden. Alles in eine große Schüssel geben, salzen und pfeffern. Öl, Essig, klein gehackte Knoblauchzehen, Pesto, Senf und Honig miteinander vermischen und über den Salat geben. Alles gut durchmischen. Salat ca. 6 Stunden kühl stehen lassen.

Desserts / Gebäck

FLAMMKUCHEN - ELSÄSSER ART

Arbeitszeit ca. 15 Minuten / Ruhezeit: 30 Minuten / Koch-/Backzeit ca. 10 Minuten / Gesamtzeit ca. 55 Minuten / Portionen: 2

Zutaten:

Zutaten für Teig:
- 220g Mehl (Typ 550er)
- 55ml Sprudelwasser
- 1x Ei
- 30g Öl (z.B. Olivenöl)
- 5g Salz

Zutaten Soße:
- 1x Packung Schmand
- Ca. 100ml Sahne
- Pfeffer & Salz
- 2x Zwiebel
- 1x Packung Speck

Zubereitung:

Zubereitung Teig:
Alle Zutaten in eine Rührschüssel geben und den Teig gut Kneten, bis er zu einer schönen noch etwas klebrigen Masse geworden ist. Den Teig anschließend 30min im Kühlschrank ruhen lassen.

Zubereitung Soße:
Packung Schmand in einen Messbecher geben. Anschließend ca. 100ml Sahne hinzugeben und mit dem Mixer verrühren. Die Soße muss anschließend mit Salz und Pfeffer abgeschmeckt werden. Man sollte hier nicht sparsam mit dem Salz umgehen. Die Soße verleiht dem Flammkuchen seinen guten Geschmack.

Belegen und Backen:
Die Soße kann jetzt auf dem ausgerollten Teig verteilt werden und anschließend mit Speck und Zwiebeln belegt werden.
Den Ofen auf 220 Grad Umluft vorheizen und den Flammkuchen für 10 – 13min in den Ofen geben.

BANANENBROT

Arbeitszeit ca. 15 Minuten / Koch-/Backzeit ca. 35Minuten / Gesamtzeit ca. 50 Minuten / Portionen: 1 Brot

Zutaten:

3-4 reife Bananen
2 Eier
100g Butter flüssig
160g brauner Rohrzucker
180g Mehl
1 TL Salz
1,5 gestrichene TL Backpulver
1 TL Zimt
eine Hand voll Nüsse nach Wahl (z.B. Walnüsse)

Zubereitung:

Ofen auf 170 Grad Umluft vorheizen und eine Kastenform einfetten.

Eier, Zucker und Butter verrühren. Bananen schälen und mit einer Gabel zerdrücken. Bananenmus mit Zimt hinzufügen.

Mehl in einer zweiten Schüssel mit Salz und Backpulver vermengen und nach und nach zum Teig hinzufügen. Nüsse ebenfalls hinzugeben.

Den Teig in die Kastenform füllen und circa eine Stunde backen. Nach 35 Minuten kontrollieren, ob die Oberfläche bereits dunkel ist. Wenn ja, für die restlichen Minuten mit Alufolie abdecken.

BURGERBUNS

Arbeitszeit ca. 15 Minuten / Koch-/Backzeit ca. 20Minuten / Gesamtzeit ca. 35 Minuten / Portionen: 10 Stück

Zutaten:

Zutaten für Teig:
200ml warmes Wasser
4 EL Milch
1 Würfel frische Hefe
35g Zucker
8g Salz
80g weiche Butter
500g Mehl (Typ 550er)
1x Ei

Zusätzlich:
1x Ei
2 EL Milch
2 EL Wasser
Sesam

Zubereitung:

Zuerst warmes (nicht heiß) Wasser und Milch in eine Schüssel geben. Zucker untermischen und Hefe hinein bröseln. Das Ganze lässt man jetzt 5 Minuten stehen.

Anschließend gibt man die restlichen Zutaten hinzu: Mehl, Salz, Ei, weiche o. flüssige Butter und verknetet alles zu einem geschmeidigen Teig. Der Teig bleibt nun abgedeckt an einem warmen Ort etwa eine Stunde stehen.

Nach einer Stunde wird der Teig noch einmal geknetet. Dazu wird häufig noch etwas Mehl benötigt, da der Teig klebt.

Der Teig wird gewogen und das Gewicht eines Buns berechnet. Nun werden die Buns geformt. Man nimmt den Teig für einen Bun und formt ihn in den Händen zu einer Kugel und presst diese dann auf einem mit Backpapier belegten Backblech zu einer flachen Scheibe. So gehen die Buns noch einmal abgedeckt eine Stunde an einem warmen Ort.

In der Zwischenzeit verquirlt man ein Ei mit 2 EL Wasser und 2 EL Milch. Damit werden die Buns nach dem Gehen bestrichen und mit Sesam bestreut. WICHTIG: Ei und Milch müssen Zimmertemperatur haben.

Die Buns werden nun bei 200 Grad (Ober-/Unterhitze) im vorgeheizten Backofen etwa 16-20 Minuten gebacken.

APPLE CRUMBLE

Arbeitszeit ca. 15 Minuten / Koch-/Backzeit ca. 25 Minuten / Gesamtzeit ca. 40 Minuten / Portionen: 4

Zutaten:

- 700g Äpfel (oder beliebiges Obst)
- 100g Butter o. Margarine
- 150g Mehl
- 100g Zucker
- 1 Pck. Vanillezucker
- 1 Pr. Salz
- Vanilleeis

Zubereitung:

Auflaufform einfetten

Butter/Margarine zerlassen. Backofen vorheizen Umluft 180 Grad.

Äpfel oder beliebiges Obst in kleine Stücke schneiden und in Auflaufform verteilen.

Mehl in einer Rührschüssel mit übrigen Zutaten vermischen. Das Fett dazu geben und mit einem Löffel zu Streuseln verarbeiten. Die Streusel auf den Früchten verteilen. Die Form auf dem Rost in den Backofen schieben.

Backzeit: etwa 25 Minuten

CRÉPES

Arbeitszeit ca. 10 Minuten / Koch-/Backzeit ca. 15 Minuten / Gesamtzeit ca. 25 Minuten / Portionen: 6

Zutaten:

1-2 Eier
250ml Milch
20g Butter zerlassen
125g Mehl
1 Prise Salz
Öl zum backen

Zubereitung:

Alle Zutaten in einer Rührschüssel zu einem flüssigen Teig verrühren.

- Herzhaft: z.B. Schinken, Salami, Sucuk
- Süß: z.B. Nutella

SÜßER HEFEZOPF

Arbeitszeit ca. 15 Minuten / Ruhezeit: 10 Minuten / Koch-/Backzeit ca. 20 Minuten / Gesamtzeit ca. 45 Minuten / Portionen: 1 Zopf

Zutaten:

- 200g Milch
- 100g Zucker
- 40g Butter
- 1 Würfel Frischhefe
- 550g Mehl
- 1 Ei
- ½ TL Salz
- Hagelzucker zum bestreuen

Zubereitung:

Milch, Zucker, Butter und Hefe vermengen und auf circa 37 Grad erwärmen. 2 ½ Minuten stehen lassen. Mehl, Ei und Salz hinzugeben und zu einem geschmeidigen Teig kneten. Zopf nach Belieben formen, mit einem verquirlten Ei bepinseln und mit Hagelzucker bestreuen. Im kalten Backofen bei circa 50 Grad 10 Minuten gehen lassen. Dann auf 180 Grad circa 20 Minuten backen.

WAFFELN

Arbeitszeit ca. 15 Minuten / Koch-/Backzeit ca. 20 Minuten / Gesamtzeit ca. 35 Minuten / Portionen: 10 Waffeln

Zutaten:

- 4 Eier
- 125g Margarine
- 150g Zucker
- 375g Mehl
- ½ TL Backpulver
- ½ Schnapsglas Zitronensaft
- 1 Prise Salz
- 250ml Milch
- ½ Pck. Vanillezucker
- Etwas Sprudelwasser

Zubereitung:

Alle Zutaten zu einem glatten Teig verrühren und 10 Waffeln im Waffeleisen ausbacken. Ggfls. die Backfläche vorher mit Butter etwas ausreiben.

vegetarische Rezepte

CHILI SIN CARNE

Arbeitszeit ca. 10 Minuten / Koch-/Backzeit ca. 15 Minuten / Gesamtzeit ca. 25 Minuten / Portionen: 4

Zutaten:

- 400 g Tofu Natur
- 2 Dosen Kidneybohnen
- 1 Zwiebel
- 1 Dose Mais
- 1 Paprika
- Salz, Pfeffer, Paprikapulver und Chilipulver
- 4 EL Tomatenmark
- 1 EL (Raps)Öl
- ein wenig Gemüsebrühe

Zubereitung:

Zwiebel und Paprika schälen und klein würfeln. Tofu mit Küchenpapier abtrocknen und klein würfeln. Öl in einem Topf erhitzen. Tofu und die Zwiebel 5 Minuten lang bei geschlossenem Deckel anbraten lassen. Paprikawürfel hinzu geben und kurz mitbraten. Abgetropfte Kidneybohnen und abgetropften Mais hinzugeben und das Tomatenmark einrühren.

Nach und nach wird das Ganze mit etwas Gemüsebrühe so aufgefüllt, dass es die typische Konsistenz von Chili erreicht. Nach dem Abwürzen wird das Chili erneut aufgekocht.

FALAFEL

Arbeitszeit ca. 10 Minuten / Koch-/Backzeit ca. 15 Minuten / Gesamtzeit ca. 25 Minuten / Portionen: 2

Zutaten:

- 120 g Kichererbsen Mehl
- 1 Zwiebel
- 2 Knoblauchzehen
- 200 ml Wasser
- 1 El Petersilie
- 1 TL Salz
- ½ TL Kreuzkümmel
- ½ TL Zitronensaft
- 1 TL (Oliven)Öl
- 1 Prise Backpulver
- (Oliven)Öl zum Braten

Zubereitung:

Zwiebel fein würfeln und die Knoblauchzehen pressen. Wasser in einem Topf zum Kochen bringen. Alle trockenen Zutaten miteinander verrühren und mit dem kochenden Wasser übergießen. Gut miteinander vermischen und 15 Minuten quellen lassen. Teig mit Zitronensaft und Öl mischen. Öl in einer Pfanne erhitzen. Mit befeuchteten Händen Falafel formen und bei mittlerer Hitze ausbraten. Wenn möglich nur einmal wenden und zugedeckt braten.

FRÜHLINGSROLLEN

Arbeitszeit ca. 10 Minuten / Koch-/Backzeit ca. 15 Minuten / Gesamtzeit ca. 25 Minuten / Portionen: 4

Zutaten:

- 200 g Mungobohnensprossen
- 1 Paprika
- 2 Karotten
- 100 g Weißkohl
- 2 Knoblauchzehen
- 1 kleine Zwiebel
- 2 EL Sojasoße
- 1 EL Koriander, 1 TL Ingwer
- 2 EL (Erdnuss)Öl zum Anbraten und zum Bepinseln
- 20 Blatt Frühlingsrollenteig (oder Filoteig)

Zubereitung:

Backofen auf 180 Grad C Umluft vorheizen.

Salat, Gemüse kleinschneiden und Knoblauchzehen pressen. Öl im Wok, oder einer großen Pfanne, erhitzen und Knoblauch, Zwiebel, Karotten und Weißkohl 2 Minuten anbraten. Paprika, Mungobohnensprossen zugeben und weitere 3 Minuten mitbraten. Mit Sojasoße, Ingwer und Koriander würzen.

Die Füllung in die Teigblätter, gemäß Packungshinweis, einrollen. Die Rollen danach mit Öl bepinseln und auf 2 mit Backpapier ausgelegte Backbleche legen. Im Ofen 12 Minuten backen und nach der Hälfte der Zeit evtl. Einmal drehen.

THAI CURRY

Arbeitszeit ca. 20 Minuten / Koch-/Backzeit ca. 10 Minuten / Gesamtzeit ca. 30 Minuten / Portionen: 4

Zutaten:

- 250 g Tofu
- 1 Knoblauchzehe
- 30 g frischer Ingwer
- 1 grüne Chilischote
- 3 Frühlingszwiebeln
- 250 g grüner Spargel
- 200 ml Kokosmilch
- 200 ml Gemüsebrühe
- 100 g Sojasprossen
- 2 EL Curry
- 1 EL Zitronensaft
- 3 EL (Kokos)Öl
- 1 Prise Zucker
- Salz

Zubereitung:

Tofu abtrocknen und in 2 cm große Würfel schneiden. 1 TL Currypulver mit 2 El Öl verrühren, mit dem Tofu mischen und 15 Min. marinieren. Ingwer klein hacken, Knoblauch pressen und Chili fein würfeln. Frühlingszwiebeln putzen. Vom Spargel das untere Drittel schälen, die Enden abschneiden. Frühlingszwiebeln und Spargel schräg in 3 cm lange Stücke schneiden. Tofu in einem heißen Wok rundherum 5 Min. anbraten, salzen und herausnehmen.

1 El Öl im Wok erhitzen. Knoblauch, Ingwer, Chili, Frühlingszwiebeln und Spargel unter Rühren 5 Min. braten und salzen. Mit 1 TL Currypulver bestäuben und kurz mitbraten.

Kokosmilch und Brühe zugießen, aufkochen und bei mittlerer Hitze 7 Min. köcheln lassen. Tofu und die Hälfte der Sojasprossen untermischen und 3 Min. mitkochen.

Mit Salz, 1 Prise Zucker und Zitronensaft abschmecken. Mit den restlichen Sojasprossen bestreut servieren.

Als Beilage empfehle ich Reis.

OFENGEMÜSE

Arbeitszeit ca. 10 Minuten / Koch-/Backzeit ca. 30 Minuten / Gesamtzeit ca. 40 Minuten / Portionen: 4

Zutaten:

- 4 Kartoffeln
- 1 Zucchini
- 2 Paprika
- 2 Zwiebeln
- 4 EL Olivenöl
- 1 - 2 EL Gewürze nach Belieben (Rosmarin, Thymian, Oregano...)
- Salz und Pfeffer nach Belieben

Zubereitung:

Backofen auf 180° C Umluft vorheizen.
Kartoffeln in Spalten schneiden. Zucchini in Scheiben schneiden. Paprika in Streifen schneiden. Zwiebel in Ringe schneiden. Ein Backblech mit einem Backpapier auslegen und das Gemüse darauf gleichmäßig verteilen. Gewürze über dem Gemüse verteilen.

Im Ofen für 30 – 35 Minuten garen.

Kurz abkühlen lassen und servieren.

CHOP SUEY

Arbeitszeit ca. 15 Minuten / Koch-/Backzeit ca. 15 Minuten / Gesamtzeit ca. 30 Minuten / Portionen: 4

Zutaten:

- 2 Paprika
- 150 g Blumenkohl
- 100 g Brokkoli
- 3 Karotten
- 1 Zwiebel
- 100 g Champignons
- ½ Glas Soja-Sprossen
- 6 Mini - Maiskolben
- 200 ml Wasser
- 100 ml Sojasauce
- 2 EL Zucker
- ½ TL Ingwer
- 1 TL Paprika
- 3 EL Öl zum Anbraten

Beilage: Reis

Zubereitung:

Paprika, Champignons, Zwiebel, Blumenkohl, Brokkoli und Karotten in mundgerechte Stücke schneiden. Sojasprossen in ein Sieb geben und gut abtropfen lassen.

Mini-Maiskolben einmal längs und einmal quer halbieren.
In einem Topf Wasser zum Kochen bringen, vom Herd nehmen, Blumenkohl und Brokkoli hineingeben und ziehen lassen, bis die Soße fertig ist.

150 ml Wasser, Sojasauce, Zucker, Ingwer- und Paprikapulver in einem Topf aufkochen lassen. Die Stärke in 50 ml Wasser auflösen, dann langsam unter die Sauce rühren. Kurz aufkochen, dann bei kleiner Hitze köcheln lassen, bis das Gemüse fertig ist.

Öl in einer Pfanne erhitzen. Zunächst die Karotten hineingeben, nach 2 Minuten Paprika, Champignons, Blumenkohl und Brokkoli, nach nochmal 2 Minuten die Mini-Maiskolben und die Sojasprossen dazugeben und kurz anbraten.

Die Soße hinzugeben und bei kleiner Hitze kurz köcheln lassen (Das Gemüse sollte noch bissfest bleiben).

In vorgewärmten Tellern mit Reis servieren.

SPINAT- RISOTTO

Arbeitszeit ca. 15 Minuten / Koch-/Backzeit ca. 20 Minuten / Gesamtzeit ca. 35 Minuten / Portionen: 4

Zutaten:

- 300 g Risotto Reis
- 400 g frischen Baby-Spinat (oder TK Spinat, abgetropft)
- 1 rote Chilischote
- 2 Stängel Zitronengras
- 1 Zwiebel
- 2 Knoblauchzehen
- 1200 ml Gemüsebrühe
- 300 m veganer Weißwein
- 1 EL Zitronensaft
- etwas Salz und Pfeffer
- 2 EL (Oliven)Öl

Zubereitung:

Babyspinat waschen und ihn in feine Streifen schneiden. Zwiebel und Knoblauch fein würfeln. Chilis entkernen und klein schneiden. Zitronengras waschen, putzen und aus jeder Stange einen Knoten bilden. Öl in einem Topf erhitzen und Zwiebel mit Knoblauch andünsten. Reis hinzufügen und gut umrühren. Nach 1 Minute Weißwein hinzufügen und einköcheln lassen. Zitronengras-Knoten hinzugeben, dann schrittweise Gemüsebrühe hinzufügen und Risotto unter ständigem Umrühren für 15 Minuten garen. Zitronengras entfernen und Spinatblätter hinzugeben. Weitere 5 Minuten unter ständigem Rühren köcheln lassen. (Solange bis der Spinat zusammen gefallen ist) Mit Zitronensaft, Salz und Pfeffer abschmecken.

KAROTTEN- RISOTTO

Arbeitszeit ca. 15 Minuten / Koch-/Backzeit ca. 15 Minuten / Gesamtzeit ca. 30 Minuten / Portionen: 4

Zutaten:

- 500 g Risotto-Reis
- 5 Karotten
- 1 Zwiebel
- 1 Knoblauchzehe
- 1000 ml Gemüsebrühe
- 250 ml Weißwein
- 1 EL Petersilie
- 1 TL Zitronensaft
- 3 Prisen Pfeffer
- 3 Prise Salz
- 3 EL (Oliven)Öl zum Braten

Optional zum Servieren: geriebener Parmesan

Zubereitung:

Gemüsebrühe in einem Topf zubereiten und warmhalten. Zwiebel klein würfeln, Knoblauchzehe pressen und die Karotten zu feinen Stiften schneiden. 2 EL Öl in einem Topf erhitzen und Zwiebel und Knoblauch glasig anbraten. Den Reis zugeben und kurz andünsten. Mit Wein ablöschen. Die Karotten hinzufügen und 5 Minuten auf mittlerer Hitze köcheln lassen. Die Gemüsebrühe hinzufügen und solange köcheln lassen bis das Risotto weich ist, aber noch Biss hat. Restliches Öl mit Petersilie, Zitronensaft, Salz und Pfeffer unterrühren. In tiefen Tellern servieren und nach Belieben mit Parmesan bestreuen.

KÜRBISRAGOUT

Arbeitszeit ca. 15 Minuten / Koch-/Backzeit ca. 20 Minuten / Gesamtzeit ca. 35 Minuten / Portionen: 4

Zutaten:

- ½ Hokkaido-Kürbis
- 250 ml Pflanzendrink
- 2 EL Mehl
- 1 EL Hefeflocken
- 1 Prise Muskat
- 2 EL (Raps)Öl
- Salz

Zubereitung:

Gewaschenen und entkernten Kürbis in etwa 2x2 Zentimeter große Stücke schneiden. Öl in einem Topf erhitzen und Kürbis darin andünsten. Mehl einrühren, bis es sich mit dem Öl verbunden hat. Langsam Pflanzendrink hinzugeben. Dabei fleißig rühren, damit sich keine Klümpchen bilden werden. Hefeflocken zugeben und mit Salz und Muskat abschmecken. 15 Minuten, unter gelegentlichem Umrühren, auf niedriger Stufe köcheln lassen, bis die Kürbiswürfel weich sind.

REIS- FRIKADELLEN

Arbeitszeit ca. 15 Minuten / Koch-/Backzeit ca. 30 Minuten / Gesamtzeit ca. 45 Minuten / Portionen: 4

Zutaten:

- 150 g Reis
- 2 Eier
- 150 g Emmentaler
- 2 Zwiebeln
- 2 Karotten
- 1000 ml Gemüsebrühe
- 3 EL Kräuter (nach Belieben)
- Semmelbrösel
- (Raps)Öl oder Butterschmalz zum Anbraten
- Salz und Pfeffer zum Abschmecken

Zubereitung:

Gemüsebrühe aufkochen, Reis zugeben und 15 Minuten köcheln lassen. Reis abgießen und abkühlen lassen. Käse raspeln, Zwiebeln klein hacken und Karotten raspeln. In einer Schüssel Reis, Käse, Karotten, Eier und Zwiebeln miteinander verrühren. Pfeffer, Salz und Kräuter einrühren. Semmelbrösel unterrühren, bis der Frikadellenteig eine gute Konsistenz hat. Den Teig 15 Minuten quellen lassen. Frikadellen formen und nochmals in Semmelbrösel wälzen. Öl in einer Pfanne erhitzen und Frikadellen, bei mittlerer Hitze, von beiden Seiten goldbraun anbraten. Mit der gewünschten Beilage servieren. Schmeckt auch als Burger in einem Brötchen lecker.

Brotaufstriche

PAPRIKA AUFSTRICH

Arbeitszeit ca. 5 Minuten / Koch-/Backzeit ca. 5 Minuten / Gesamtzeit ca. 10 Minuten / Portionen: 4

Zutaten:

- 80 g geröstete Paprika in Öl
- 1 Knoblauchzehe
- 200 g Feta
- 100 g Schmand
- 1 TL Thymian
- ½ TL Pfeffer

Zubereitung:

Knoblauchzehe pressen. Paprika abtropfen lassen und in kleine Würfel schneiden.

Feta mit einer Gabel zerdrücken und Schmand, 1 EL Paprikaöl aus dem Glas, Paprika, Knoblauch, Thymian und Pfeffer verrühren.

ZWIEBELSCHMALZ

Arbeitszeit ca. 5 Minuten / Koch-/Backzeit ca. 10 Minuten / Gesamtzeit ca. 15 Minuten / Portionen: 4

Zutaten:

- 200g Kokosöl
- 1 Zwiebel
- 1 Apfel
- 3 EL gehackte Haselnüsse
- 1 TL Salz
- 1 TL Paprika
- 1 Prise Kreuzkümmel
- 1 Prise Pfeffer

Zubereitung:

Zwiebel klein hacken, Apfel klein würfeln. Kokosöl in einem Topf erwärmen und Zwiebel darin glasig anbraten. Die restlichen Zutaten zugeben und kurz mitdünsten. Nochmal abschmecken und nach Belieben nachwürzen. Schmalz in eine Schüssel geben und abkühlen lassen. Wenn die Masse beginnt fest zu werden, mit einem Schneebesen gut durchrühren. Zwiebelschmalz in ein Glas füllen.

GUACAMOLE

Arbeitszeit ca. 10 Minuten / Koch-/Backzeit ca. 5 Minuten / Gesamtzeit ca. 15 Minuten / Portionen: 4

Zutaten:

- 2 Avocado
- Saft von einer Limette
- 2 Knoblauchzehen
- 3 Prisen Chilipulver
- 2 Prisen Salz
- 1 TL Pfeffer

Zubereitung:

Die Avocados halbieren, entkernen und schälen.

Alle Zutaten mixen und fein pürieren.

ERDNUSSBUTTER

Arbeitszeit ca. 10 Minuten / Koch-/Backzeit ca. 5 Minuten / Gesamtzeit ca. 15 Minuten / Portionen: 4

Zutaten:

- 400 g geröstete Erdnüsse (ungesalzen)
- 30 ml Pflanzendrink (Empfehlung: Mandeldrink)
- ½ TL Salz

Zubereitung:

Alle Zutaten im Mixer zu einer cremigen Masse pürieren.

Die Erdnussbutter hält im Kühlschrank bis zu 14 Tage

CHAMPIGNONAUFSTRICH

Arbeitszeit ca. 10 Minuten / Koch-/Backzeit ca. 5 Minuten / Gesamtzeit ca. 15 Minuten / Portionen: 4

Zutaten:

- 300 g Champignons
- 3 EL Wallnusskerne
- 1 Zwiebel
- 2 EL Petersilie
- 2 EL Thymian
- 5 EL Olivenöl
- ½ TL Pfeffer
- ½ TL Salz

Zubereitung:

Zwiebel fein hacken, Champignons in kleine Stücke schneiden. 1 EL vom Öl in einer Pfanne erhitzen und die Zwiebel glasig anbraten. Champignons und Thymian zugeben und solange anbraten, bis das Wasser der Champignons verdampft ist. In eine Schüssel geben und mit den anderen Zutaten vermengen. Mit einem Pürierstab pürieren,bis ein streichfähiger Aufstrich entsteht. Im Kühlschrank für 2 Stunden abkühlen lassen und dann in ein steriles Schraubglas geben. Der Champignonaufstrich kann 5 Tage im Kühlschrank aufbewahrt werden.

Haftungsausschluss

Die Umsetzung aller enthaltenen Informationen, Anleitungen und Strategien dieses Buches erfolgt auf eigenes Risiko. Für etwaige Schäden jeglicher Art kann der Autor aus keinem Rechtsgrund eine Haftung übernehmen. Für Schäden materieller oder ideeller Art, die durch die Nutzung oder Nichtnutzung der Informationen bzw. durch die Nutzung fehlerhafter und/oder unvollständiger Informationen verursacht wurden, sind Haftungsansprüche gegen den Autor grundsätzlich ausgeschlossen. Ausgeschlossen sind daher auch jegliche Rechts- und Schadensersatzansprüche. Dieses Werk wurde mit größter Sorgfalt nach bestem Wissen und Gewissen erarbeitet und niedergeschrieben. Für die Aktualität, Vollständigkeit und Qualität der Informationen übernimmt der Autor jedoch keinerlei Gewähr. Auch können Druckfehler und Falschinformationen nicht vollständig ausgeschlossen werden. Für fehlerhafte Angaben vom Autor kann keine juristische Verantwortung sowie Haftung in irgendeiner Form übernommen werden.

Printed in Poland
by Amazon Fulfillment
Poland Sp. z o.o., Wrocław

84467542R00071